마취의 기전

Anesthetic Mechanisms

| 강봉진 지음 |

군자출판사

마취의 기전

첫째판 1쇄 인쇄 | 2011년 6월 30일
첫째판 1쇄 발행 | 2011년 7월 5일

지 은 이 강봉진
발 행 인 장주연
편집 • 표지 박미나
발 행 처 군자출판사
등 록 제 4-139호(1991. 6. 24)

본 사 (110-717) 서울특별시 종로구 인의동 112-1 동원회관 BD 6층
Tel. (02) 762-9194/5 Fax. (02) 764-0209
대구지점 Tel. (053) 428-2748 Fax. (053) 428-2749
광주지점 Tel. (062) 228-0252 Fax. (062) 228-0251
부산지점 Tel. (051) 893-8989 Fax. (051) 893-8986

ISBN 978-89-6278-462-6

정가 7,000원

| 강봉진 |

1989년 서울의대 졸업
1994년 서울대학병원 마취통증의학과 레지던트 이수
1995년 이후 단국대학교 의과대학 마취통증의학과 교수로 재직 중
2004년 미국 버지니아 대학 약리학 교실 연수
E-mail: anebjkang@hanmail.net
http://blog.naver.com/anebjkang

| 감사의 말 |

연구지원비를 통해 저술할 수 있는 소중한 기회를 허락한 단국대학교와 단국대학교 병원에 감사드립니다.
항상 사랑으로 격려해준 아내 정연주와, 같은 대학 안에서 수시로 대화하며 저술 작업에 도움을 준 안승철 교수에게 감사드립니다.
또 미국 1년여 연수 기간 중, 의학 분야에서 행해지는 기전적 연구에 대한 눈을 뜰 수 있도록 도움을 준 Guyenet 교수님, Patel 교수님들께도 감사드립니다.

* 본 저술은 2009 단국대 대학연구비와 2011년도 단국대병원 교수연구비의 후원을 받아 제작하였습니다.

어떤 마취과 의사라도 마취의 기전에 대해 알고 싶고 또 알게 된 것을 정리하고 싶을 것이다. 저자도 오랜 시간 그런 궁금증을 갖고 있던 차에 이 책을 저술하게 되었다. 어려웠던 점은 막상 관련 자료들을 읽기 시작했을 때, 너무나 많은 연구방법들이 다양한 측면에서 시도되어 결과들을 통합하여 정리하기 쉽지 않았다는 것, 각각의 이론 또한 이해하기가 쉽지 않았다는 것이다. 이제 부족한 내용이나마 여러 동료들 앞에 내놓는 바이니 많은 지도와 편달이 있기를 바란다. 또 문체에 있어서 매우 투박하고, 때로 일반적인 책에서는 찾아볼 수 없을 정도의 편의적인 서술을 한 점에 있어서 양해를 구한다. 부족한 가운데, 저자의 의도를 명확히 전달하기 위해 궁리하다 보니 이곳저곳에 다소 투박한 느낌이 드는 서술을 하게 되었다.

본 책은 마취의 기전을 탐구하기 위하여 역사적 발단이 된 사건들부터 시작하여, 정의 측면에서의 정리를 하였다. 정의는 의학적 문제의 '진단' 과 같이 원래 여러 현상들을 연구하고 나서 귀납적으로 제시되는 것이지만 리뷰하는 책자에서는 쉽게 방향 잡기 위해서 먼저 나올 수 있다고 생각된다. 그러나 마취라는 개념을 기저 중추신경계의 기전으로 설명하는 것이 21세기 들어 치열히 연구되는 분야일 정도로 쉽지 않은 것을 생각한다면 정의 부분에서 이미 상당한 혼란과 정리 작업이 필요하다는 것을 말하고 싶다.

이후 마취 효과 중 대표적인 의식 소실이나, 부동성(immobility) 등에 대해, 종합적으로 여러 관련 연구들을 거론하고 현재의 기전 이해수준을 서술하였다. 그 다음으로는 분자수준의 표적 물질들에 연구들과 주요 연구 방법들에 대한 내용을 묶어서 기술하는 순서를 취하였다. 보통 기초적인 연구방법이나, 표적 물질 별로 먼저 내용을 소개하고, 다음으로 어떤 효과 같은 큰 주제를 종합적으로 서술하는 경우가 많지만, 순서를 바꾸어 서술하는 것도 종합적 시각을 먼저 보여주는 점에서 장점이 있다고 생각된다.

마취 효과 중 진통(analgesia)이나 진정(sedation)에 대해서도 별도로 여러 연구들을 종합하여 설명할 필요가 있겠으나 저자의 준비가 충분하지 못하여, 본서에는 담지 못하였다. 다음 기회가 있으면 넣고자 한다. 매우 부족한 내용들이지만, 그래도 어떤 주제이던지 본 저서와 같은 방식으로 정리할 수 있다고 생각되며, 참고할 만한 점이 있다고 생각한다.

또 한 가지 느낀 점은 어떤 수준의 연구이든지 시간이 흐르면서 다른 분야에서 얻어진 지식을 참고하여 새롭게 조합되고, 재창조적인 시도를 하게 되는 것이므로, 어떤 연구도 사실 서술하기 시작하면 결국 미시적 수준에서 거시적 수준까지 언급이 될 수 있다는 점이다. 다만 구분 없이 너무 길게 내용이 이어지면 읽는 사람 입장에서 힘들 수 있으므로, 나누어 서술하는 것이라고 생각된다. 따라서 서술하는 사람이 주의할 점은, 여러 장으로 나누고자 한다면 좀 더 매끄럽게 넘어가도록 서술에 있어서 연결 노력을 해야 할 것이다.

마취 기전을 설명하려면, 미세한 분자수준의 표적물질부터, 거시적인 수준인 신경회로계까지 서로 구슬이 한 줄로 꿰이듯 연결되는 설명이 필요할 것이다. 책을 준비하면서 단백질 표적들의 역할이나 시상 같은 중추신경 조직의 역할 등에 대한 평가에 있어서 연구자마다 종합적인 평가가 다른 경우들이 있었고, 그 내용들을 저서속에 기술하였다. 이들에 대해 미래에 어떻게 내용을 조화시켜 나갈지 주목하여 살필 필요가 있을 것이다.

본 책의 궁극적 주제를 다시 한 번 얘기하자면 마취란 무엇이며, 그 기전은 무엇인가 하는 것이다. 결론을 얘기하자면, 마취는 다양한 효과들의 복합 상태이며 그 기전은 명확하게 설명하기에는 아직 너무 모르는 것이 많다는 생각이 든다. 그 중요한 이유로서는 마취라는 말 속에 포함된 효과들의 발생 장소로 여겨지는 중추신경계의 정상적 작용 방식에 대해 연구하기 어렵고 이해가 덜 되어 있는 때문이라고 생각된다. 이런 점이 마취 약제가 중추신경계에 작용하여 나타내는 효과들이 어떤 부분에서의 어떤 기전을 통해 일어나는지 정확히 알기 어렵게 하는 이유라고 생각된다.

이런 이유로 원하는 마취 효과만을 순도 높게 달성하면서, 부작용은 갖지 않는 약제들을 개발하는 최고의 목표를 달성하는 것이 과연 가능할지 아직 뚜렷한 전망은 없다고 생각된다. 그래도 이제까지의 많은 미시적, 거시적 연구들이 가진 특장점을 종합하여 보다 나은 연구들이 계속 이루어지고 있으므로 그 동향을 잘 주시할 필요가 있다고 생각된다.

혹자는 이처럼 기전적 이해가 미비한 상황이라면 어떻게 그 수많은 마취를 날마다 실행하고 있는지 의문이 생길 것이다. 이에 대한 답변은, 서양의학의 많은 영역이 그렇듯이, 어떤 질환이나 치료 약제 등의 근본 기전은 잘 몰라도 실제 활용하는 임상 영역에서 얻고자 하는 효과는 얻되, 주의하여야 할 부작용들에 대해서는 최소화하는 대안 마련과 조기 발견을 하려는 감시활동 같은 임상의학의 발달에 있다고 생각된다. 임상의학은 나아가 여러 기전 연구에서 얻어진 지식을 받아들여 그 진단 혹은 치료의 영역에 도입하려는 시도를 쉬지 않고 하고 있다.

마취라는 현상은 의식이나 기억 같은 중요 중추신경계 기능과 불가분의 관계가 있으므로 21세기에 많은 연구가 되고 있는 뇌과학에 상호 발전적으로 기여할 수 있는 위치에 있다고 생각된다. 따라서 마취 관련 전공자 외에도 여러 뇌과학 분야에서 연구하는 분들에게도 약간의 도움이 되고 상호 정보의 교류를 하는 기회가 되면 더 없는 보람으로 여기고 싶다.

Contents

CHAPTER 01

마취란 용어가 확립되기까지의 역사

과학적이고 체계화된 의미의 마취라는 개념이 본격적으로 태동하기 시작한 것은 19세기 중반이었다. 당시 Morton(1846)은 미국 보스톤의 한 병원에서 대중 앞에서의 시연을 통해 diethylether가 수술하는 동안 확실한 진통과 무의식 상태를 일으킨다는 것을 입증하였다. 사실 그 이전에는 동서양을 막론하고 식물성 추출물 중 진통효과가 있는 성분을 추출하여 환자에게 적용하여, 수술을 시도하였으나 효과가 믿을 만하지 못하여 환자들은 극심한 고통을 겪는 일이 비일비재하였고, 수술에 대해서 매우 부정적인 사고를 갖고 있었다. Morton 이후 많은 의사들이 마취를 임상에 적용하여, 과학적 관찰을 통한 여러 효과와 부작용 등에 대해 정의하는 노력과 함께 계속적으로 개선해 갈 수 있게 되었다(그림1-1).

역사에 대해 좀 더 자세히 살펴보자면, 동서양을 막론하고 고대와 중세에 이르기까지 마약성분을 가진 다양한 식물의 추출물이나, 독한 술 같은 것을 이용해 통증 감각을 없애고자 시도하였던 기록이 많이 남아 있으며, 이런 시도들은 모두 현재의 마취 효과라고 일컬어지는 것들의 부분적인 실현으로 받아들일 수 있다. 그러나 이런 방법들의 문제점은 의식을 완전히 잃지 않는 경우가 많았다든지, 통증 감각이 심하게 남아 있으므로 해서 수술 받는 일이 환자나 의사에게 모두 끔찍하고 기피하고픈 일이 되어 있었다는 점이다. 그러다가 1800년대 후반, 데이비라는 화학자가 자신의 화학 연구 업적을 서술하는 책의 한 구석에 실험실에서 합성한 아산화질소(N_2O)를 우연히 흡입하여 보고 정신이 몽롱해지고 환각 상태가 되는 느낌이 있다는 것을 서술하였는데, 이후 '소기(笑氣)' 라는 이름으로 사람들에게 불려 지면서 여러 파티에서 유희거리로 들이마시는 일이 유행하게 되었다. 그러다가 진통효과도 있는 것이 발견되었고, 이후 이 아산화질소 가스와 유사한 효과를 갖는 물질들을 찾던 중 에테르(ether)나 클로로포름(chloroform) 같은 마취제들이 연이어 개발되게 되었다. 이들은 확실한 진통과 의식소실 등의 효과를 보여주면서 전신마취제로 자리잡게 되었다.

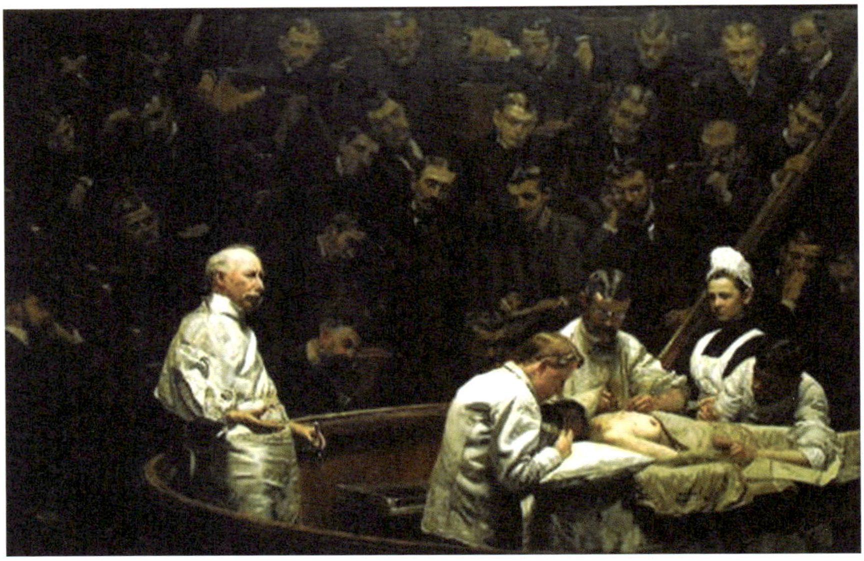

그림 1-1 1860년대, 미국 펜실바니아의 한 병원에서 시연된 마취 장면. 수많은 청중들이 호기심 어린 눈으로 쳐다보고 있는 가운데, 마취의사가 휘발성이 강한 흡입형의 전신 마취제를 환자 얼굴위로 부으면서 마취하고 있다. 또 환자의 다리 쪽에는 갑작스런 환자의 움직임에 대비하여 건장한 남자가 대기 중인 것을 볼 수 있다. 오늘날 수많은 환자들이 무사히 마취를 받은 경험을 갖고 있으며, 마취 방법에 있어서도 근육이완제 같은 보조 약제를 이용하여 쉽게 부동상태를 유지할 수 있다는 것을 생각해보면 격세지감을 느끼게 되는 면이 있다. 그러나 현재도 마취와 관계된 일을 하는 우리 마음에 여전히 경각심을 주는 사실은 마취의 기전에 있어서 많은 측면들이 알려지지 않고 있고 환자마다 어떤 반응을 보일지 정확히 예측하기 어렵기 때문에 늘 신중한 태도를 가져야 한다는 것이다(필라델피아 예술박물관 소장품).

현재 마취라고 불리는 우리말은 한자로 痲醉[저릴 혹은 마비될 마, 취할 취]라고 표현되는 것인데, 이것이 영어권 국가에서 쓰는 anesthesia라는 단어에서 기인한 것인지는 확실하지 않다. 먼저 anesthesia란 단어가 영어권 국가의 마취과 영역에서 사용되기 시작한 기원을 살펴보면 다음과 같다. 1800년대 중반 이후 마취라는 현상이 소개되고 주목을 끌면서 학자들간에 복합적인 중추신경계 기능 변화를 보이는 이 현상에 대해 명칭을 붙이려는 시도가 있었으나 처음에는 다양한 변화에 대해 적합한 말이 없어 'etherization' 이라는 말로 표현하였다. 그러다가 그리이스어 기원의 무감각(anesthesia)이란 말이나 둔감 혹은 마비라는 뜻을 가진 'narcosis' 같은 단어들이 혼용되어 사용되곤 하였다(Urban, 2002). 그러다가 미국, 유럽 같은 초창기 서양 의학이 발달한 곳들에서는 anesthesia란 말로 통일하여 사용하게 된 것이라고 생각한다.

따라서 anesthesia란 말이 이용되기 시작한 위 상황을 생각해 본다면, 이 단어가 완벽하여서라기 보단 어느 정도 연관성 있는 의미를 갖고 있는 이 단어를 이용하여 충분하진 않지만 마취라는 현상을 한 단어로 지칭하고자 한 것이라고 생각된다. 따라서 우리는 anesthesia라는 말이 가진 한계를 알고 실제 우리가 마취 혹은 anesthesia라고 명명하는 것의 본질적 의미는 다음 장에 설명된 여러 효과들의 복합적 상태를 의미하는 것으로 기억할 필요가 있을 것이다. 또 이런 문제점을 통해서 이런 복합적인 상태를 표현하는 한 단어를 찾기는 쉽지 않다는 것도 알아두어야 하겠다.

그렇다면 '마취' 라는 말로 한국에서 사용되고 있는 이 단어는 어디에서 기인한 것일까? 저자는 아직 그 기원을 명확히 얘기하는 문헌을 보지 못하였다. 아마 서양문물을 먼저 받아들인 일본 같은 곳에서 만든 단어가 아닐까 추측하고 있다. 그리고 이 마취라는 용어가 anesthesia를 그대로 번역한 겉처럼 서술하고 있는 여러 문헌 자료를 볼 수 있는데 문헌적 근거에 입각한 주장은 아니라고 생각된다. 따라서 저자의 생각에는 마취라는 말을 쓰기 시작한 한자 문화권의 학자들이[19세기 초반 경, 독일 같은 곳에서 선진 학문을 받아들인 일본인 학자들이 아닐까 생각해본다] anesthesia나 narcosis 등의 여러 단어들로 지칭되는 마취라는 현상에 대해 숙고한 결과 이 단어를 통해 명명한 것이 아닌가 추정해보는 것이다.

마취라는 말의 한자어 의미를 생각해보면, 감각이 떨어져 무감각한 상태이면서 또 취한 것처럼 의식도 저하된 그런 모습을 연상시킨다는 것을 알 수 있고, 나름대로 복합적인 마취상태를 표현하기 위해 고심한 결과가 아닐까 생각해본다. 무엇보다 이와 같은 상황에서 이 단어를 제대로 사용하기 위해서는 그 지칭하는 대상이 되는 현상에 대해 개념이 서로 공유될 수 있도록, 먼저 그 복합적 현상에 대해 설명하고 동의하는 과정이 필요할 것이다. 그러나 사실 다음 장들에서 상세한 언급이 되겠지만, 여러 효과들의 복합체이면서도 그 경계를 명확히 구분하기 쉽지 않아 정의를 어떤 각도에서 하느냐에 따라 다르게 되므로, 사람마다 다양한 이해를 갖고 있을 가능성도 열어두어야 한다고 생각된다.

한편 마취제가 1840년대 미국에서 임상적으로 활용되기 시작한 때는 의식소실과 진통 효과를 보이면서 전신적인 무감각 상태가 되는 전신마취제가 유일하였다. 그러나 19세기 후반부터는 말초의 신경 근처에 직접 주입함으로써 신경들에만 선택적 차단효과를 나타낼 수 있는 약제들이 소개되었다[cocaine, procaine 등]. 이들은 국소마취제(local anesthetics)란 이름으로 불리게 되었고, 이들을 이용한 마취는 부위마취라고 불리게 되었으며 의식, 기억 같은 중추 신경 기능에 대한 영향이 없다는 점에서 전신마취와는 구분이 되었다. 본 저서는 의식 소실 같은 중추 신경계 효과를 포함하고자 하므로 국소마취제의 기전은 논의에서 제외하고 전신마취제를 중심으로 서술하고자 한다.

이제 마취 혹은 마취제라는 단어 자체가 가진 어원적 의미만을 생각하는 데서 좀 더 나아가 마취라는 말이 의료 행위로서 일반인이나, 의료인들에게 어떤 개념으로 정리되고 있는 지 살펴보고자 한다.

CHAPTER 02

마취의 정의

마취라고 할 때 현대의 대부분의 사람들은 수술할 때 통증 없이 잠자는 듯한 상태로 되는 것이라고 생각할 것이다. 그러나 또 한편으론 마취 후 깨어나지 못했다든지 호흡곤란 같은 합병증을 보인 후 뇌손상을 입었다는 보도를 가끔 접할 때면 마취란 개념에 대해서 무언지 모를 위험성이 있는 것이라고 생각하기도 한다. 그리고 내가 마취를 받고 나서 못 깨나면 어떡하지 하는 염려를 하는 사람도 많고, 반대로 어떤 이들은 마취가 안되면 어떡하나 하는 실제적인 염려를 호소하기도 한다.

이런 의문점들에 대해 일단 대답하자면 마취제의 임상적 효과에 대해선 그간의 오랜 사용 경험과 지식으로 인해 충분히 밝혀짐과 더불어 안전하다는 것이 입증되었기 때문에 염려할 필요가 없다는 것이다. 그러나 기왕에 알려진 환자의 질환과 관련하여 예견될 수 있는 합병증이나, 미처 발견하지 못한 환자의 질병, 의료진의 과실 같은 경우 등과 관련하여서는 여전히 위험성이 존재한다고 할 수 있다.

예를 들어 최근 수술 중 마취가 깨어 각성 상태가 되었고, 심한 통증을 느꼈다는 보도가 가끔 나오는데 이는 마취제 투여 농도가 환자의 여건상 충분하게 투여하지 못하였던 경우나 의료진의 과실로 마취제가 덜 투여되는 경우 등으로 원인을 나누어볼 수 있는 것이다[11장 참조].

또 수술 받은 사람들의 입을 통해서 마취 받고 나니 기억력이 떨어진 것 같다는 이야기가 심심치 않게 나오는 경우가 있는데 아직 젊은 환자들을 대상으로 한 연구에서는 그런 보고가 신뢰할 만한 것이 없는 상태이며, 다만 고령 환자군에서 시행된 일부 연구에서 수술 후 인지능력이 때로 수개월 정도 감소되었다는 보고가 있는 상태이다. 이 문제는 이전까지는 마취의 부작용으로 인식하지 못했던 문제로서, 최근 마취제의 신경세포들에 대한 독성이 있지 않을까 하는 차원에서 다각적으로 실험이 이루어지고 있다.

그렇다면 의학적으로는 어떻게 정의하고 있을까? 의학 분야의 많은 문제들처럼 이것 역시 원인 기전에 대한 명확한 이해가 되어 있지 않아 현상학적 차원에서 정의가 되고 있고, 그런 이유로 여러 관점에 따라

정의가 다양하게 존재하는 실정이다. 많은 마취과 의사들은 대개 수술 상황에서 요구되는 효과들인 무의식, 망각, 진통 및 부동 상태 등이 이루어지면 마취의 요건이 충족되었다고 생각하고 있다(Urban, 2002).

Roger(2009)는 무의식 상태에서는 대개 망각이나 통증지각의 차단 효과는 이미 충족된다고 보았고, 강한 통증자극에 대한 반사적 움직임이나 교감신경성 반사의 억제 같은 요소만 더해지면 충분하다고 생각한다.

Prys-Roberts(1987)는 Roger의 주장과 비슷하게 통각을 느끼지 못할 정도의 의식소실만이 마취라는 말의 본질적 의미로 충분하고, 그 외의 여러 진통, 망각, 부동성, 교감 신경 반응의 억제 같은 것들은 부수적으로 요망되는 효과들일 뿐이지 필수적인 것은 아니라는 주장을 하였다. 이 주장은 이전의 많은 혼선을 정리하기에 충분한 매우 중요한 통찰이 담겨 있다고 생각된다.

환자의 입장에서나 혹은 일반적인 단어의 어의적 공감대 측면에서 Prys-Roberts와 같이 정의하면 충분할 것 같기도 하나, 마취과나 외과 의사의 입장에서는 아쉬운 점이 많이 생길 것이라고 생각된다. 즉 환자가 수술 중 갑자기 움직이거나, 여러 자율신경계의 반사로 생체 징후가 불안정하는 등의 문제가 발생하면 계속 진행하기가 곤란해질 것이다. 따라서 많은 마취과 의사나 관련 서적들은 Urban(2002)의 정의를 채택하고 있다고 생각되며, 본 저서도 이런 여러 효과들의 복합적인 상태로서 마취를 정의하고 서술하였다.

그러므로 1장에서 마취란 단어의 사용에 있어서 무슨 뜻으로 사용하는지 확인할 필요가 있었던 것처럼, 의사들 간에도 어떤 마취의 정의 아래 설명하고 있는지 점검하는 것도 불필요한 혼선을 막는 방편이 될 수 있을 것이다. 또한 아주 정확한 정의는 사실상 없고 모두 잠정적인 상태라는 점을 인정한다면 정의가 무엇인가 하는 비본질적인 일에 대립각을 세울 필요가 없다는 생각도 든다.

이처럼 정의에 있어서부터 혼선을 일으키는 이유로서는 전술하였다시피 마취 효과의 주요 발생기전이 관계할 것으로 생각되는 중추신경계의 경우 그 생리적 기전들을 연구하려고 해도 접근하기 어렵다는 점, 또한 막상 연구를 시작했을 때도 신경계 기능 자체가 복잡한 연결망을 통해 작용하는 양상이라 부분적 연구를 통해서 파악하기 어려운 점 등을 들 수 있다. 따라서 마취제가 나타내는 중추신경계 관련 효과들의 연구도 동일한 한계에 부딪히는 것이라고 생각되지만 다른 한편으론 마취제의 효과를 알아내고자 하는 노력이 기존 신경과학 분야가 당면한 문제점들에 대해 해결의 실마리가 되는 상호 발전적 도움의 계기가 될 수도 있다고 생각된다(Perouansky,2010, Kelz,2010, Mashour,2006).

한편 현재의 마취제들은 원하는 중추신경계 효과들뿐만 아니라, 여러 부작용까지 갖고 있는 현실을 감안한다면 다음과 같이 정의를 갖고 있는 것이 보다 정확하고 실제적인 이해라고 볼 수 있다.

1) 부작용까지 포함한 임상적 측면에서의 정의

현재의 마취제들은 공통적으로 호흡기나 심혈관계 기능의 저하[환자가 심폐질환을 갖고 있을시엔 더욱 심각한 저하] 라는 중대한 부작용을 갖고 있는 것을 마취과 의사들은 늘 유념하고 있다. 그러므로 전신 마취의 개념 혹은 정의에 대해 이야기할 때 이들 부작용에 대한 안전한 의학적 관리를 포괄하는 실제적이고 광의적인 정의를 갖고 있는 것이 온전한 마취를 위해 더 의미 있다고 생각된다.

이 부작용들의 발생기전에 대한 이해 수준은 대략 어느 정도일까? 대부분 마취제들은 흉벽근의 주기적 조절에 의한 정상적 호흡 운동에 대해 상당한 억제 효과를 갖고 있을 뿐 아니라, 인후부 근육 기능에 대해서도 억제 효과를 갖고 있어 상부기도 폐쇄 효과 같은 부작용 등 중대한 부작용을 갖고 있다. 이들은 모두 뇌간의 관련 신경핵 부위가 마취제에 의해 억제되는 것이 원인이라고 생각하고 있다. 이 부작용은 현재 대부분의 전신 마취약제류가 투여되는 동안에는 항상 발생하게 되고 이런 부작용이 없이 원하는 마취효과만 얻는 방법은 없는 상태이다.

따라서 이 약제가 작용하는 동안 외부에서 인공호흡을 계속 시켜줌으로써 이 문제에 대처하고 있는데, 이를 위해 환자에게 기관내 튜브를 삽입하고, 외부에서 인공호흡기를 이용하여 양압으로 호흡보조를 해야 한다. 그러나 이 때 삽입한 기관내 튜브와 호흡회로가 단절되는 인위적 사고가 생기지 않도록 늘 주의 깊은 감시를 해야한다. 간혹 호흡회로가 우발적 실수로 단절되거나 기관내 튜브가 빠져 나오는 등의 문제가 생기게 될 때 조기 발견을 하기 위해서이다.

이런 호흡회로 단절 같은 문제 외에도 마취제에 의한 흉곽근 약화 효과가 수술 중 또는 수술 후 시점까지 이어질 경우, 폐용적 감소에 따른 저산소혈증 합병증의 원인이 될 수 있으므로 수술 중은 물론 마취회복기에도 저산소혈증이 나타나지 않는 지 산소포화도 감시를 지속해야 한다.

또 심혈관계 기능에 대해선 현재의 전신마취제들이 심장 근육에 대한 직접적 억제 효과를 갖고 있어 수축력을 감소시키는 약제가 대부분이며, 혈관에 대해서도 직접 혹은 중추신경계를 통한 간접적 효과로 혈관 확장을 일으키는 등 여러 다양한 효과로 혈역학적 기능의 저하가 일어나며 이 역시 환자에 따라선 매우 위험한 수준까지 변화를 보이므로 주의가 필요하다.

따라서 이런 호흡기나 순환기 부작용들이 더욱 심하게 나타날 수 있는 환자측의 위험인자들에 대해 충분한 임상 수련을 통해 체험함과 아울러 실제적 지식을 터득함을 통해 현행 마취제의 부족한 부분을 보완하고 있다. 한 예로 수술이 예정된 환자에 대한 임상적 평가 시간은 환자의 여러 다양한 측면에 대해 점검하는 중요한 시간이 되고 있다. 이런 사전 평가를 통해 위험 요소가 어느 정도인지 판단을 하고, 이런 기저 질환에 대한 치료가 필요하면 치료를 충분히 하고 나서 수술하도록 권고하며, 그 후 수술 계획이 잡혀 마취를 하게 될 때에도 환자에 맞는 약제를 선택하고 투여량도 세심히 고려하여 정하는 전략을 쓰고 있다. 또 심폐기능을 보조하는 약제도 미리 준비하여 급격히 생기는 문제에 대해 신속히 대응할 수 있도록 주의하고 있다.

그러나 이처럼 사전에 점검하고 여러 적절한 처치를 하는 경우에도 예방하지 못하고 발생하는 저산소혈증, 호흡부전, 저혈압 및 쇼크 같은 순환 부전이 생기기도 하는데, 이런 경우는 감시활동을 통해 조기 발견이나 원인적 진단을 하고 적극적 대응을 통해 궁극적 합병증을 막으려는 노력을 기울이고 있다. 그러므로 마취과 의사는 인공호흡의 다양한 방법과 산소요법 같은 호흡기 치료법 및 수액 공급이나 승압제 투여 같은 순환기 치료법에 대해 숙지하여 이런 문제에 대처할 능력을 갖추어야 한다.

결국 현대의 마취과 의사는 마취제 투여를 위한 기화기 같은 장비, 호흡조절을 위한 인공호흡기, 고농도 산소를 공급하는 장치 외에 호흡기와 순환기의 여러 측면을 감시할 수 있는 다양한 감시기기들도 많이 활용하고 있는데, 환자의 상태가 위중하거나 수술과정 상 큰 규모의 출혈이 예상되는 경우는 심폐 감시기들도 신체에 위해가 있을 수도 있는 보다 침습적인 것들을 추가하여 감시하고 있다. 나아가 심혈관계 기능에 취약점이 있는 경우, 마취제 투여를 줄이게 되면서 수술 중 각성의 위험도가 높아질 수 있는데, 이런 경우 심혈관계에 영향이 적은 마취제는 조금씩 적정하면서 투여하면서도 '의식' 은 어느정도 "BIS" 같은 감시 장비를 이용하고 있다(그림2-1).

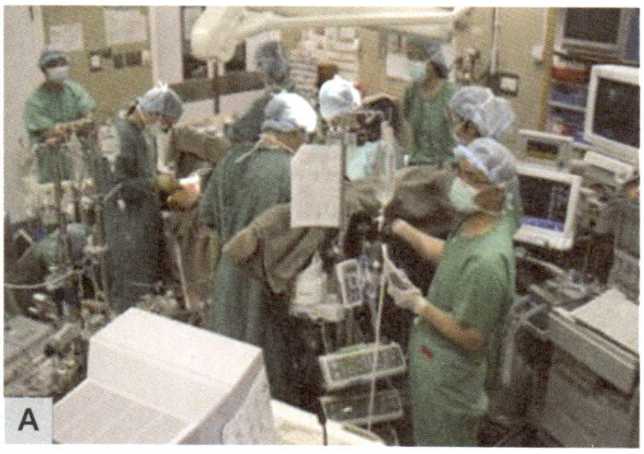

B

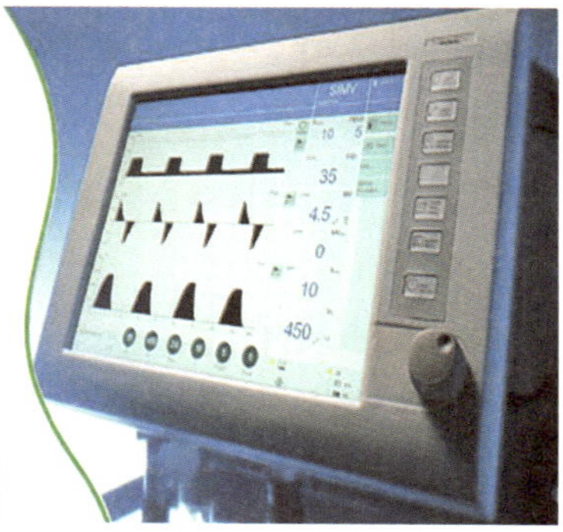

호흡기 감시법 - 기도압, 기체유속, 환기용적

C

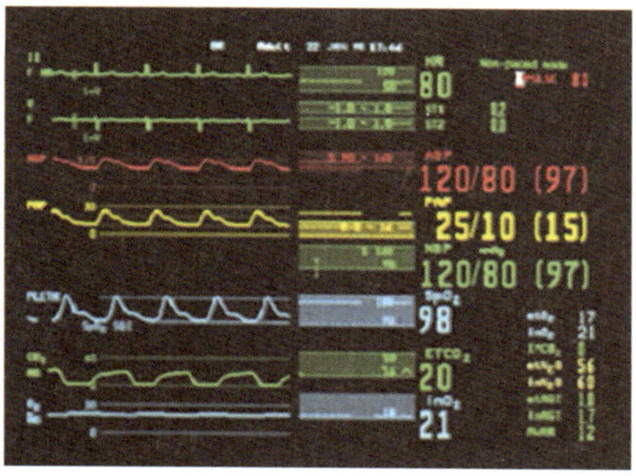

D

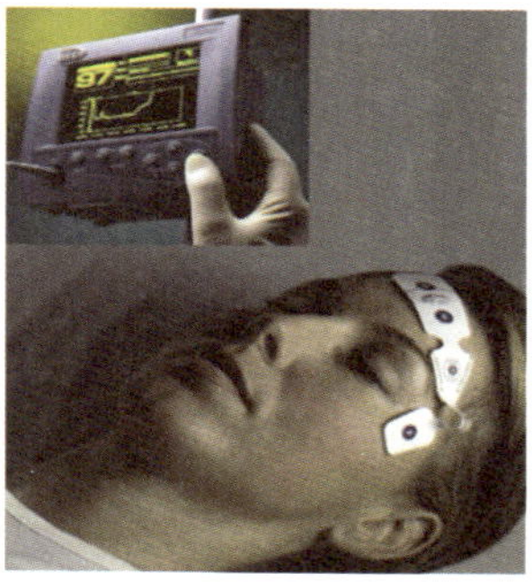

순환기 감시법 - 심전도, 요골동맥압, 폐동맥압
호흡기 감시법 - 호기말 이산화탄소 분압, 말초맥박 산소포화도

마취 깊이에 따른 뇌파 활동의 변화를 수치로 변화하여 감시하는 장비(BIS;bispectral index)

그림 2-1 현대적 마취 장비와 감시기기. 마취과 의사는 환자의 인공호흡 조절의 적절성, 순환 기능의 적절성, 수술 시야의 출혈 정도 등을 수시로 점검하면서 마취제 투여 정도를 결정하고, 때로는 심폐계에 작용하는 약제를 동원하여 치료하기도 한다. 따라서 마취과 의사는 여러 장비와 감시 기구들에 둘러싸여 있게 되고, 최근에는 뇌파분석을 이용한 의식수준의 감시도 시도되고 있다(뇌파 감시 장치의 유용성과 한계에 대해선 11장 참조).

이런 노력을 통해 현재 건강한 사람에서 시행된 일련의 마취 사례들의 통계는 수 만 명 당 한 건 정도의 낮은 마취 관련 사망률을 보이게 되었다. 그러나 위에서 서술하였듯이 현재의 마취제들이 부작용이 없는 완전한 것들이기 때문은 결코 아니라는 것을 잊지 말아야 한다. 여전히 이 약제들은 치명용량(lethal dose)과 유효용량(effective dose)의 비율로 나타내는 치료지표(therapeutic index)의 측면에서 볼 때, 그 값이 2-4 정도로서 여러 약들 중 가장 위험한 약제에 속한다는 사실이다. 물론 그 이유는 호흡기와 심혈관계의 기능 변화를 초래하는 심각한 부작용에 따른 것이다. 불행하게도 치료 지표를 개선시키면서도 마취효과는 충분히 갖고 있는 그런 약제들은 아직 개발되지 않고 있다.

그렇다면 지난 160여 년간 수많은 연구들이 있었을 텐데 호흡이나 순환계의 부작용도 없는 근본적인 의미에서 보다 더 안전한 약제를 왜 개발하지 못했을까 하는 의문이 들 수 있다. 그것은 앞서 기전적 이해에 기초한 정의가 나오지 못하는 이유에서 언급한 바와 같이 중추신경계에 대한 마취제 효과들을 기전적으로 연구하여 알아내기가 어렵다는 사실에서 찾을 수 있다. 그러나 20세기 후반부와 21세기 들어오면서 뇌과학 연구가 활발해지고 다양한 연구방법들이 개발되고 있으므로 이런 연구 방법들을 이용하면 마취제 작용 기전에 대한 연구도 진일보할 것으로 생각된다. 이런 과정에 의해 마취제들의 작용 기전을 파악하게 되면, 궁극적으로는 중추신경계의 효과만 얻으면서 심혈관계나 호흡계의 기능에는 영향을 미치지 않는 보다 안전한 약제들의 개발이 가능해질 수 있다고 본다. 본 저서는 이런 마취 기전들에 대한 연구들을 정리해보는 가운데 임상적으로 활용할 만한 지식을 찾아보고, 향후 방향에 대해서도 예측할 수 있도록 하는 목적 가운데 저술되었다.

CHAPTER 03

초창기의 전신 마취제와 현재의 다양한 마취제들

1840년대 이후 미국과 유럽에서 개발되어 임상적으로 활용되기 시작한 초창기 전신마취제들로서는 흡입형 마취제들인 diethylether, N_2O, chloroform 등이 있었다. 그 중 ether는 인화성으로, chloroform은 간독성으로 현재 사용되지 않고 있다. 이후 1956년경 임상에서 사용되기 시작한 halothane을 필두로 인화성을 줄인 할로겐화 화합물들이 사용되기 시작하였고, 20세 후반에는 할로겐화 화합물이면서 혈액/가스 분배 계수가 좋은 sevoflurane, desflurane 같은 제제들이 최종적으로 개발되어 현재에 이르고 있다.

한편 1934년경 사용되기 시작한 thiopental을 시작으로 몇 가지 정주용 형태의 강력한 수면 유도제들도 임상에 도입되었다[propofol, benzodiazepine, ketamine]. 이들에 대해서 전신마취제에 포함시킬 수 있는 가 하는 점에서 이론이 있는 상태이다. 즉 전신마취 혹은 전신 마취제의 정의를 엄격히 하여 진통효과 혹은 통증자극에 대한 교감신경성 반응의 차단 같은 효과들도 반드시 포함시키는 것으로 국한시킨다면 제외되어야 한다는 입장과 마취제의 중요 요소인 수면을 유도하고 보다 높은 농도에서 근육 이완도 일으키는 점을 생각할 때는, 마취제로 분류할 수 있다고 보는 입장이 있는 것이다. 본 저서에서는 전신마취제의 하나로 서술되는 경우가 많겠으나, 작용 농도나 표적물질의 스펙트럼에서 흡입마취제와는 차이가 나므로 기전 연구의 관점에서 구분하여 언급되기도 할 것이다. 즉 정주 약제들은 수면효과를 나타내는 혈중 농도 범위가 μM 단위값으로서 mM 수준의 전신마취제와 상당히 다른 범위의 값을 보이며, 단백질 표적도 한 두 개의 종류로 국한되는 등 미세기전에 있어 상당한 차이가 있을 것으로 생각되고 있다(그림 3-1).

흡입마취제의 표적 단백들에 대한 최근 연구들에 따르면, 많은 단백질들이 표적물질로 작용하고 있을 가능성이 많은데(그림 3-2), 마취 효과와 연관되는 미세 수준의 기전이 그 중 어떤 것일 지 혹은 전부일지 구분이 되지 않은 상태이다[여기서 구분이 된다함은 그런 작용이 이러 저러한 기전을 거쳐 효과로 이어진다는 데까지 설명이 가능하다는 의미임]. 따라서 일부 학자는 여러 표적물질 들 중 일부만 관심 있는 효과로 이어지고, 나머지는 상관 없든 지 혹은 부작용과 연관된 것일 가능성이 있는 "dirty drug"으로 부르기도 한다.

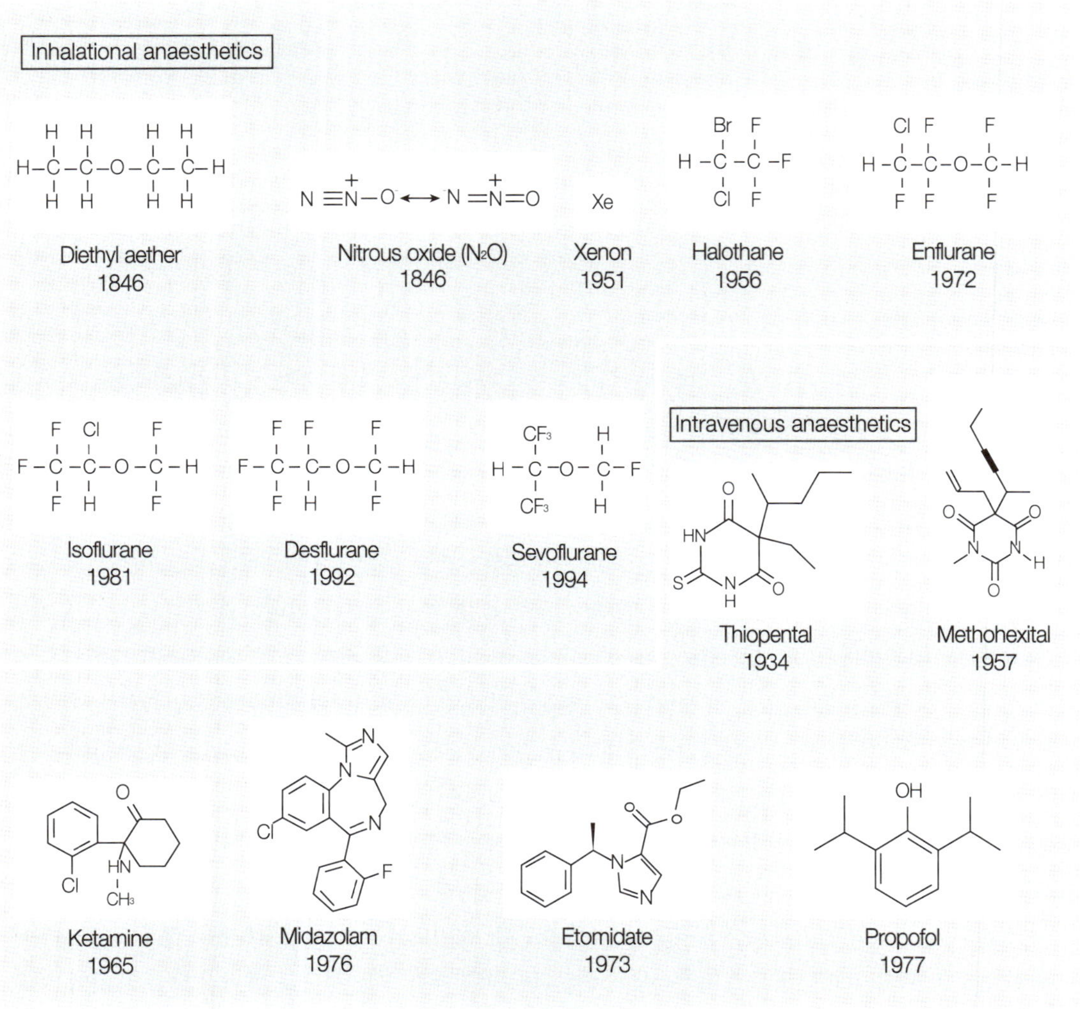

그림 3-1 마취제의 종류. 흡입마취제들도 Xe 같은 단일원자로 이루어진 마취제, N_2O 같은 무기질 및 할로겐화 에테르(diethylether, enflurane,isoflurane,desflurane,sevoflurane),할로겐화 탄화수소(halothane) 같은 다양한 종류가 있고, 정맥마취제 역시 다양한 구조를 갖고 있다(숫자는 임상적으로 활용되기 시작한 연도를 나타냄). 이처럼 다양한 마취제들이 동일한 마취효과를 나타내는 것을 보고 초창기 학자들은 지방질 막에 녹아들어가는 것으로 설명이 쉽게 끝났다고 생각했지만, 현재는 약제마다 다양한 단백질, 지방과 단백 사이, 지방질의 특정 부분 등에 이르기까지 다양한 표적들이 가능하다는 데 의견이 모아지고 있다.

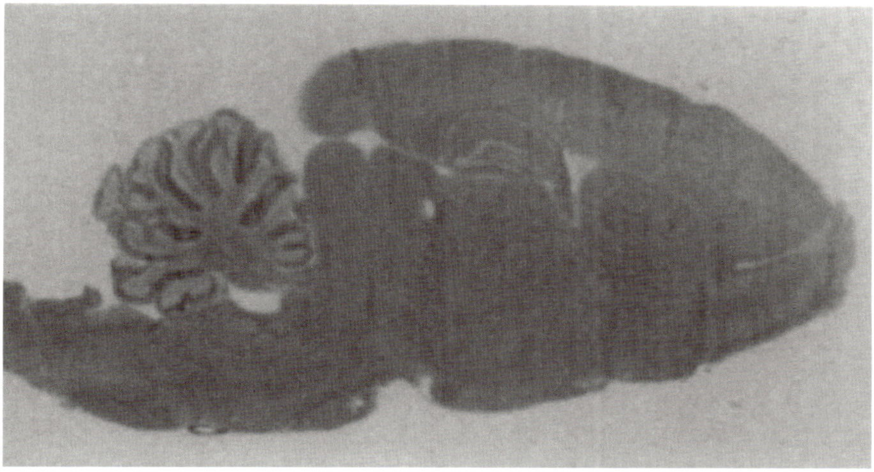

그림 3-2 ^{14}C-halothane 이용하여 photolabelling 한 후, 뇌조직에 결합한 상태를 autoradiography 로 찍은 영상. 검은 색조를 띈 부분들은 모두 결합한 부위(특이적, 비특이적 결합 부위를 모두 포함)로서 소뇌의 백질 부분을 제외한 뇌의 전 영역에 골고루 분포되어 있음을 알 수 있다. 비방사성 halothane을 투여하여 특이적 결합부위만 남게 했을 때는 본 결과에서 방사능 감작도가 70% 정도 감소하는 신호를 보이지만, 분포 양상은 비슷하였다. 또 이 실험의 반응 결과에 대한 양적 분석과 이전의 다른 연구결과들을 통해 각 부위의 단백질들은 단일한 종류라기보다는 여러 종류의 단백질이 결합에 관여된 것으로 분석되었다(Eckenhoff, 1998).

CHAPTER 04

주요 마취효과들에 대한 용량-반응 그래프가 주는 교훈

최근 많이 사용되는 할로겐화 흡입마취제인 isoflurane, sevoflurane, desflurane 등은 단독제제로도 망각, 통증감각의 소실, 무의식 및 유해 자극에 대한 반사적 움직임이나 자율신경 반응의 차단 같은 효과를 골고루 다 나타낼 수 있다. 이들 효과에 대한 오랜 기간에 걸친 여러 연구 결과들을 모아 한 그래프에 나타내었을 때, 각 효과마다 다른 용량-반응 곡선으로 그려진다는 것을 알게 되었다(그림 4-1). 이 그래프에서

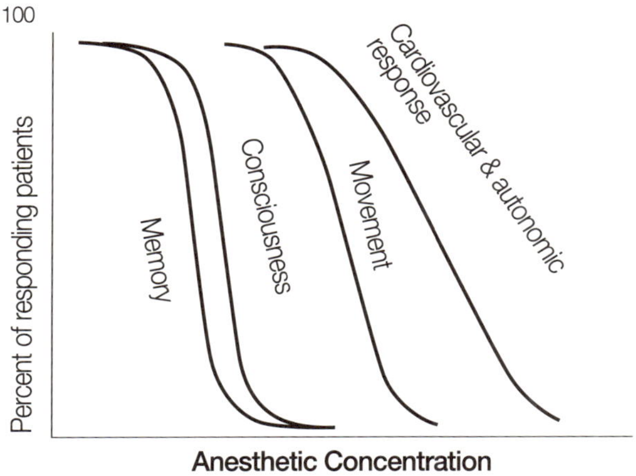

그림 4-1 마취 효과를 그림과 같이 여러 최종 행위 수준의 효과들(behavioral endpoints)로 나눌 수 있음을 알게 되었다. 여기서 기억은 쉽게 측정이 가능한 외현적 기억(explicit memory)을 의미한다. 이 그림을 통해 기억과 의식에 대한 효과는 비교적 저농도에서 사라짐을 알 수 있다. 진통 효과(analgesia)에 대해서는 사람에서 통증자극을 이용한 실험이 쉽지 않아 보통 이런 그림에 표시되지 않고 있으나, Guedel의 마취 단계에 대한 고전적인 기술에 따르면 의식소실이전에 진통 효과가 먼저 온다는 보고가 있으므로 의식 곡선 이전에 위치할 것으로 생각된다. 의식 소실 후 통증 유해 자극에 대한 반사적 움직임이나 자율신경 반응은 매우 고농도의 마취제가 투여되어야 억제됨을 알 수 있다.

보면 통증 자극에 대한 반사적 움직임이나 교감신경성 반사 작용의 차단을 위해선 무의식 수준의 농도를 넘어 더 높은 농도까지 가야하며, 심혈관 기능의 억제라는 부작용 효과는 더욱 높은 농도까지 가야 발생한다는 것을 알 수 있다.

이를 통해 각 효과들마다 다른 기전이 작용하고 있을 것이란 생각을 해볼 수 있는데, 이는 이전의 모든 마취효과들은 동일한 기전으로 발생한다는 통념에 큰 변화를 주는 생각이 아닐 수 없다. 현재는 각 효과별로 기전 연구가 진행되고 있고, 그에 기초하여 임상적 감시나 평가법도 특이적으로 개발되어 가는 실정이다.

한편 그림에 나와 있지는 않지만, 동물 실험 등을 통해 진정(sedation) 상태가 무의식 상태와 구분되는 효과라는 것이[가만히 있는 태도를 통해 볼때 진정상태이긴 하지만, 동시에 여러 자극에 반응한다는 점에서 무의식 상태라고 볼 수는 없은 상태] 드러나고 있으므로(Perouansky, 2010), 이 효과에 대해서도 그래프 상에서 또 다른 곡선으로 구분지어 표시할 수 있을 것이다.

또한 이 그래프를 참고하여 생각해볼 때, 기존 흡입마취제만 이용하여 부동성이나 자율신경 반사 반응들을 극복하고자 하면 의식 소실 수준을 넘어 상당히 많은 용량의 마취제들을 투여하게 되고, 그 과정에서 심폐계 억제 부작용이 또 다른 문제로 나타나기 쉬움을 알 수 있다. 따라서 이런 문제를 극복하기 위해, 현대 마취에선 진통 작용만 선택적으로 가지는 마약성 진통제나 근육에 대해 강력한 이완 작용을 갖는 근육이완제를 병행 사용함으로써 흡입마취제 사용량은 줄이는 소위 균형마취(balanced anesthesia)를 시행하는 경우가 많다. 여기서 마약성 진통제나 근육 이완제는 그 자체로는 전신마취의 여러 효과를 나타낼 수 없으므로 보조 마취제로 분류해야 옳다고 생각된다. 한편 이러한 균형마취를 시행하는 과정에서 의식 수준을 확실히 떨어뜨려주는 흡입마취제를 충분히 사용하지 않으므로 인한 수술 중 각성 같은 심각한 문제가 발생하게 되는 경우가 많았는데, 이에 대해서는 11장에서 좀 더 자세히 상술하고자 한다.

CHAPTER 05

마취의 기전 연구에 대한 다각적 접근의 필요성

- 미세 수준의 표적단백 선정 기준에 대한 비판
- 마취제 연구에 따른 실제적인 여러 문제점 포함

마취제가 나타내는 효과의 유용성이 인정되자, 많은 연구자들이 마취의 기전을 연구하기 시작하였다. 처음에는 당시 과학적 연구의 대세였던 환원적 접근법이 주종을 이루었다. 즉 세포막 혹은 세포막의 어떤 성분이 의심되면 그 부분에 대한 실험실적 모델을 만들고 그 상태에서 마취제를 투여하여 마취제가 과연 작용하는지, 작용한다면 어떤 정도로 혹은 어떤 기전으로 작용하는지 등을 연구하는 식이었다. 이런 과정에서 수많은 대상 표적물질들이 후보로 나타나게 되어, 오히려 혼란스런 상황이 되었는데, 이런 가운데서 점차로 학자들 가운데 여러 후보 물질 가운데 진정 마취 효과와 연관이 될 만한 것을 선정하는 기준에 대해 공감대가 형성되었다(Perouansky,2010, Harrison,2005). 그 기준들 중 흔히 이용되어온 것들은 다음과 같았다. 그러나 이들 기준의 절대성에 대해 최근 일리 있는 반대 이론도 있으므로, 함께 고찰해보고자 한다.

첫째, 마취 효과의 미세 수준의 표적이 되려면 임상적으로 사용되는 농도 수준과 동일한 실험실적 농도에서 표적의 기능변화가 나타나야 할 것이고, 이 변화는 가역적(reversible)이어야 한다는 기준이었다. 예를 들면 강한 통증자극에 대해 부동의 반응을 유지하는 데 관여하는 표적이라면, 실험실적 모델에서도 역시 그에 상응하는 농도에서 의미 있는 반응을 보여야 할 것이다. 또 기억 기능의 소실과 관련된 실험실 연구에서도 역시 사람에서 그런 효과를 보였던 마취제 농도와 유사한 농도에서 효과를 보여야 한다.

둘째, 의심하는 표적이 발현되는 곳을 인체 내에 찾아보는 연구를 했을 때, 그것이 연관 짓고자 하는 효과가 일어나는 해부학적 부위에서 발현되고 있어야 한다. 예를 들어 강한 통증 자극에 대한 반사적 움직임에 대한 억제에 대해서는 여러 동물 실험을 통해 주된 장소가 척수임이 알려진 바 있으므로, 의심되는 미세수준의 표적 역시 이곳에 발현되어 있어야 할 것이다.

셋째, 입체 선택성(stereoselectivity)이 인체 혹은 동물에서 보이면 실험실적 미세 연구 상황에서도 비슷한 효과의 차이가 있어야 한다는 생각이다. 이런 측면에서 동물 실험에서 행동 검사상 보였던 etomidate, pentobarbital, neurosteroid, isoflurane 같은 약제들의 광학 이성체에 따른 효과의 차이가, 역시 in vitro 상의 GABAA 수용체에 대한 연구에서도 유사한 결과를 보여야 한다는 기준을 세울 수 있고 실제 이런 가정에 부합되는 연구 결과들도 보고되어, 이 기준 역시 분자 수준의 표적을 정하는 기준의 하나로 자리 잡았다. 또 이런 결과는 GABAA 수용체가 마취효과에 관여한다는 증거의 하나로 열거되고 있다.

넷째, 동물 실험에서 마취 효과 중 기억력 억제 효과는 갖지만 수면, 부동, 진정 효과 같은 것은 없는 'F6' 같은 유사 약제[이하 nonimmobilizer 라는 용어와 혼용하여 사용함]를 이용하여, 의심되는 단백 물질들에 대해 반응 시켜보는 것이다. 이 때 F6에 의해 영향을 받는 물질들은 부동에 관여하는 물질이 아닐 것이라는 추측을 할 수 있게 된다는 것이다.

그러나 이 기준들을 절대적인 것으로 받아들이기에는 여러 주의점이 있다고 생각된다. 근본적으로 이 기준들은 '미세한 분자적 수준에서의 마취제와 표적물질 사이의 상호작용에서 부터 임상적 효과가 일어나는 데까지의 과정을 직접적으로 볼 수 있는 방법은 없다' 는 명백한 한계 속에 학자들에 의해 임의로 채택되어진 것이라는 사실이다. 달리말해 이 기준들은 어느 정도 수준을 갖춘 학자들이 이제까지의 이해 수준을 바탕으로 채택할 수 있는 정도의 합리적 가정에 근거한 제안일 뿐이다. 따라서 명심할 것은 이 기준들이 가정에 기초한 전제일 뿐, 증명된 것도 아니고 진실이 아닐 수도 있다는 것을 알아야 한다. 그러므로 추후 이론적인 이해 수준이 확장되거나 여러 관찰 결과들에 의해 이런 가정들 내용의 일부 혹은 전적인 오류의 여지가 지적된다면, 이 기준들에 따라 표적물질로 선정된 것들로 재고되어야 할 것이고, 반대로 이 기준에 따라 버리거나 선택했던 여러 표적 물질들에 대해 다시 한 번 검토할 필요도 있을 것이다.

Eckenhoff 등은 위와 같은 비판적 시각을 갖고 여러 단백 표적들과 마취제들 간의 결합에 관한 연구들을 시행한 결과, 기존의 표적을 평가하는데 이용되었던 여러 기준들의 한계점을 지적하게 되었다 (Eckenhoff, 1999, 2001, Kelz, 2008). 결국 표적물질 수준에서의 연구만 갖고서는 임상적 효과들과의 연결이 매우 어렵다는 결론에 도달하였고, 이를 해결할 수 있는 방안으로 미시적 수준의 연구보다는 한 수준 위의 신경 생리적 process[예를 들면 시냅스 전달 과정, synaptic transmission process]에 대한 연구를 함께 시행하여 판단의 근거로 삼을 것을 제안하고 있다(Kelz, 2008). 이런 맥락에서 stereoselectivity 같은 성질이나 nonimmobilizer 같은 유사약제에 대한 반응 같은 기준들을 이용하여 선불리 판단하는 것에 대해서도 비판하고 있다. 따라서 이런 다양한 이론의 여지를 생각할 때, 여러 분자수준의 표적 연구들 결과에 대한 수용 여부나 그 의의를 여기서 판단하기보다, 분자 수준의 표적 연구들에 대해 좀 더 자세히 상술하게 되는 7-9장을 통해 정리하고자 한다.

한편 궁극적 원인이 되는 미세 기전과는 거리가 상당히 있지만, 신체 장기(organ) 혹은 기능 체계(system) 같은 거시적 수준에서의 기전을 살펴봄으로 해서 거꾸로 미세 기전에 대한 단서를 발견할 수도 있을 것이다. 실제 의학의 모든 분야는 처음엔 작은 규모로 연구하지만 점점 지평을 넓혀 포괄적인 시각으로 연구를 하게 되는 역사를 갖고 있다고 생각된다. 이런 맥락에서 1990년대 이후 급속히 발전하기 시작한 중추신경계에 대한 기능적 영상법들을 마취 효과의 기전 연구에 이용하기 시작한 것을 주목해야 한다(Urban,2002, Antognini,2002). 특히 21세기는 가장 복잡한 체계에 속하는 뇌신경계의 비밀을 풀기 위해 여러 과학 지식들이 통합적으로 동원되고 있으므로, 뇌기능과 불가분의 연관성을 갖고 있는 마취과학 또한 긴밀한 연관 속에 발전할 것으로 생각된다. 즉 마취제의 효과 중 의식, 기억, 통증, 반사 기능 같은 중추신경계 관련 효과에 대한 연구들이 반대로 뇌과학 분야 중 뇌신경생리 연구 같은 곳에 동력을 제공할 것으로 보인다(Mashour, 2006).

Ishizawa(2007)는 이처럼 각 수준 연구들이 가진 한계를 주목하고, 다각적인 연구를 통해 마취의 기전 연구를 진행할 것을 제안하고 있다(그림 5-1).

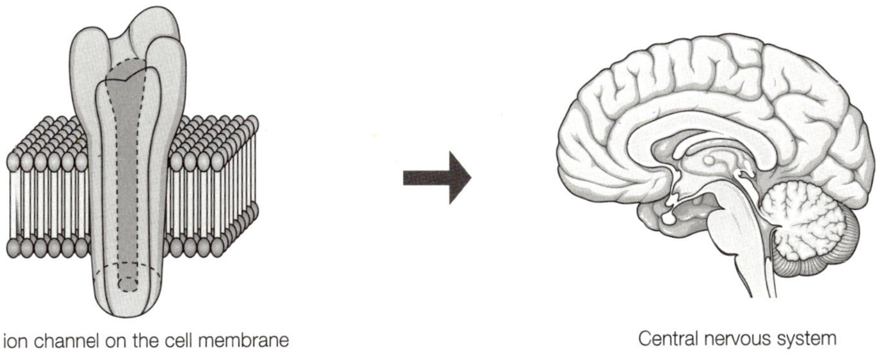

연 구 수 준	연구 주제 혹은 대상
Behaviors	Amnesia, Unconsciousness, Antinociception, Immobility
Systems Neural structure Neural process Networks	Cortex, Thalamus, Ascending reticular activating system, Spinal cord, Thalamocortical loop, Microcircuits
Cells	Neurons, Glial cells, Myocytes, Endocrine cells
Synapses	Inhibitory synaptic transmission Excitatory synaptic transmission
Molecules, Submolecules	Ligand-gated ion channels, Neurotransmiitter receptors, Second messenger systems, Lipid bilayer

그림 5-1 마취 기전 연구의 다양성. 마취 효과는 하부의 여러 작은 효과들로 나뉠 수 있는데, 각 효과들마다 중추신경계의 고유한 기능 변화가 있는 것으로 생각하고 있다. 현재 연구추세는 이들 각 효과를 분리하여 연구하는 추세이다. 이런 연구에서 생각할 점은 중추신경계가 그물망 같은 연결을 통해 생리적 기능을 발휘한다는 점을 이해하는 것이다. 그런 정상적 중추신경계 생리기전에 대한 연구와 병행하여 마취제가 각 효과를 나타내기 위해 중추신경계의 어느 부위에서 작용할 지 알아내려는 노력이 필요하다. 또한 궁극적으로 각 효과의 미세 수준의 발생기전을 알아내려는 연구도 병행되어야 한다. 이를 위허 여러 표적들을 밝히는 노력이 계속 되고 있다.

그러나 현재로선 여러 다각적인 방법들을 통해 마취의 기전을 연구하고 있음에도 불구하고, 여전히 명쾌한 '전체 그림' 은 잘 그려지지 않고 있는 상황이다. 이런 어려움의 원인들을 정리하고, 늘 숙지하고 있을 때 향후 연구들을 통해 해결의 실마리를 발견하게 되고, 또 그런 과정에서 마취 기전의 중요 열쇠를 제공받을 수 있을 지도 모른다. 이런 문제들을 특정 순서 없이 나열하자면 다음과 같다.

우선 마취제들마다 어떤 수준에서 연구를 하든지 간에 일정하지 않은 다양한 결과를 보이는 문제가 있다(Ishizawa, 2007). 예를 들어 여러 휘발성 흡입마취제들이 GABA(A) 수용체에 강한 작용을 보이는 반면, ketamine, N_2O, Xe 같은 약제들은 전혀 효과가 없고 오히려 NMDA 수용체에 강한 작용을 보이는 점, 또 여러 흡입마취제들 간에도, 특정 뇌 부분에서 전기생리적 반응에 있어서 약제 간 상당한 차이를 보내는 점 등이다.

무엇보다 모든 상황에서 각 연구 방법이 가진 해석의 한계도 주요 장애물로 작용하고 있으며, 이를 개선하기 위한 노력이 꾸준히 이루어져야 할 것이다.

또 흡입마취제가 가진 약리학적 특성들이 연구 방법 상에 제한을 주고 있어서 새로운 약리학적 작용 기전에 의거한 해석의 파라다임이 요구되나 아직 이를 고려한 접근이 되지 않고 있다고 생각된다. 예를 들어 방사성 원소를 붙인 흡입마취제를 투여하고 나서 쥐의 뇌 전체에 대한 방사능 촬영을 통해 마취제 분포 상황을 살펴본 연구를 통해(그림 3-2), Eckenhoff(1998)는 마취제가 한 종류의 단백질이 아닌 여러 다양한 단백질에 작용하는 것으로 추정할 수 있었으며, 직접적으로 보지는 못하지만 이론적인 해석을 통해 이런 상태가 비특이적 결합은 아니고 특이적이라는 것, 그러나 그 결합력은 매우 약한 독특한 상황인 것으로 추정하였다. 이런 이유로 조직내 농도가 수백 μM 내지 수 mM 정도로 유지될 때 마취가 일어나는 것으로 보이며, 특정 길항제가 발견되지 않는 이유도 여기에 있다고 생각된다.

반면 정맥마취제라고 불리는 약제들에 대해서는 많은 연구가 진행되었는데, 그 이유로서는 이 약제들이 일부 특정한 수용체 단백질과 결합하여 효과를 나타내는 것이 강력히 의심되는 데, 수용체에 대한 길항제를 이용하여 효과를 역전시킬 수 있는 것도 한 증거이다. 따라서 정맥제제들은 기존의 전통적인 화학적 반응 모델을 통해 효과를 분석할 수 있다고 한다.

이후의 내용들을 통해서는 여러 각도에서 마취의 기전에 대한 실제적 연구 내용들을 요약해보고자 한다. 서술의 방향을 생각할 때, 먼저 의심되는 미세 표적이나 특정 연구 방법을 중심으로 서술해나가는 것도 가능하겠지만, 그보다는 주요 마취효과를 중심으로 먼저 서술하는 것이 몇 가지 점에서 이점이 있다고 생각된다.

즉 각 마취 효과들이 어떤 부위에서 발생하며 그 의심되는 기전은 무엇일지 그리고 현재 어느 정도까지 연구가 이루어졌는지 파악해 보는 작업을 먼저 하게 됨으로써 전체적인 그림이 그려지는 좋은 효과가 있을 것으로 생각한다. 또 이런 효과별 정리를 하게 되면, 여러 관련 연구방법들을 다양하게 거론하게 될 수 있으므로[그러나 이런 서술을 먼저 하게 될 때, 익숙하지 않은 사람에게는 충분하지 않은 선이해도로 인해 어려움이 있을 수 있을 것이다. 이런 경우는 각각의 방법이나 접근 방식에 대해 별도로 이해해 나가는 노력을 병행해 나가며 이런 통합적 서술 내용을 읽는 것이 도움이 될 것이다], 여러 연구 방법과 접근 방식들을 어떻게 적절하게 활용하는 지 통합적 시각을 가질 수 있다는 것이다. 또 반복하여 강조되는 말이지만, 결국 여러 연구방법들을 시도하고 개발하고자 하는 것이 여러 각각의 지식들을 서로 통합적으로 조화시켜 전체 그림을 잘 그려내고자 하는 것이기 때문이기도 하다. 이런 목표가 아직은 매우 먼 일로 생각되지만, 마취의 기전에 대한 깊이 있는 이해에 이르기 위해 궁극적으로 나아갈 방향이 될 것이다.

각 수준별 연구 방법들에 구체적 내용은 7장에서 10장까지 서술하였다.

CHAPTER 06

주요 마취효과에 대한 기전 연구들의 통합적 서술

1) 자극에 대한 반사 움직임 억제 효과의 기전

이 효과에 대한 기전 연구로서 중요한 한 가지를 고르라고 하면 Rampil 등의 연구(1992)를 들 수 있다. 그들은 통증 자극에 대한 반사 움직임 억제 효과와 EEG 변화 효과가 시기적으로 일치하지 않는다는 것에 주목하였다. 즉 EEG 변화가 미리 오지만 부동 효과는 더 높은 마취농도에서 뒤늦게 발생하게 되는 것을 알게 되었다. 이는 마취의 모든 효과가 뇌에 기인할 것이라는 기존의 통념을 허무는 발견이었다. 즉 마취 효과들 중, 뇌가 아닌 다른 신경계 부위, 즉 척수 같은 부위에 의해 발생하는 효과가 혼재되어 있을 것이라는 가정을 하게 되었고, 이후 이를 입증하는 몇 가지 연구들이 발표되었다. 예를 들어 동물의 척수 상부에서 절단 조작을 한 후(그림 6-1) 기존 강한 통증 자극에 대한 반사성 움직임을 억제하는 흡입마취제 농도를 측정하였을 때, 그 값이 기존 임상에서 사용하던 최소폐포농도(MAC; minimum alveolar concentration)와 동일한 값을 보인다든지, 뇌와 척수 순환이 분리되어 있는 양을 동물모델로 해서 뇌관류 혈액이나 척수관류 혈액에만 마취제를 투여해 보는 실험에서 후자의 경우는 동일한 MAC 값을 나타내지만, 전자의 경우는 수배의 농도가 요구되는 식의 반응을 보인 결과들이었다.

그렇다면 척수 중에서 어떤 분자 수준에서의 미세 기전, 세포 변화 혹은 세포 간 그물망(network) 같은 것이 관여할지 알아보는 연구가 이행되는 것이 자연스런 수순이 될 것이다. 그러나 이런 실험들에서 기대했던 것과 달리 명확하게 정리되는 결과들은 나오지 않았다. 즉 여러 마취제들 간에 미세기전상의 차이가 종종 발견되었고 이로 인해 이런 차이들을 통합적으로 설명할 수 있는 새로운 과제가 제시되었다.

한 연구에서 halothane의 경우는 후각의 감각신경세포에 대한 억제 효과가 주요 원인으로 생각되는 반

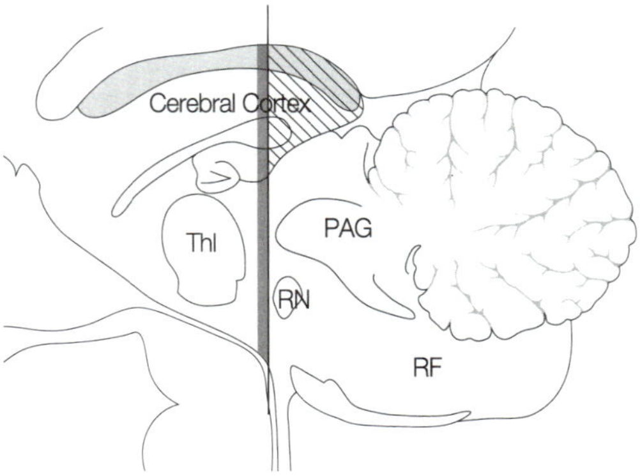

그림 6-1 상부 뇌간 절단 후 통증자극에 대한 반사성 움직임에 대한 억제 효과를 보는 동물 모델. 이 실험에서는 그림에서 보듯 중뇌 수준에서 절단 후, 마취제를 투여하면서 통증 자극에 대한 반사 움직임이 억제되는 정도를 평가한다. 이를 통해 척수 수준에서 마취제가 주된 효과를 발휘하는지 검토할 수 있게 된다.

면, isoflurane의 경우는 전각의 운동신경세포에 대한 억제효과가 더 큰 원인으로 생각되었다(Jinks, 2003).

또 신경전달물질에 대한 길항제를 투여하는 연구를 통해 isoflurane의 경우는 NMDA 수용체와 glycine 수용체가 관여하는 것이 의심되지만 GABAA 수용체와는 무관한 결과를 보였고, cyclopropane의 경우는 glycine 수용체와 GABAA 수용체 둘 다 무관하였던 반면 NMDA 수용체가 부분적으로 관여한다는 결과가 나타났다. GABAA 수용체의 관여 여부에 대해 좀 더 신뢰할 만한 유전자 수준에서의 조작 연구도 이루어졌다. 즉 GABAA 수용체의 α1- 및 α3- 아단위의 주요 부위에 국소적인 유전자 조작을 가한 후, 쥐에 다시 주입한 다음(knock-in) isoflurane 흡입 마취제의 주요 마취효과에 대한 행동학적 실험을 하였다. 그 결과 사람의 의식소실에 해당하는 정위자세 소실 반응에 대해선 저항성이 생겼으나, 통증에 대한 움직임 반사는 변화 없었다. 이는 α1- 및 α3- 아단위를 가진 GABAA 수용체가 부동성에 관여하지 않는다는 중요한 증거로 받아들여지고 있다.

반면 TASK-1, TASK-3, TREK-1 같은 K_{2P} 이온통로 단백에 대한 유전자 변이 조작 후 실험에서는 MAC 값의 상승, 즉 부동성을 일으키는 마취효과에 대한 저항성을 보이는 것이 확인되어, 이들 역시 부동성에 관여하는 것으로 받아들여지게 되었다.

한편 5장에서 소개한 nonimmobilizer(9장의 nonimmobilizer 소개도 참조)를 투여해본 연구에서는 'F6'라는 nonimmobilizer가 니코틴성 아세틸콜린 수용체에 대해 효과를 가지는 것을 통해, 역으로 이것은 마취제의 부동효과에 관여하는 수용체가 아닐 것으로 추정하는 것이 가능하였다.

이상의 결과들을 통해 볼 때, 흡입마취제의 경우 상당히 다양한 단백질이 관여하고 있을 수 있다는 생각을 하게 된다. 또 표적이 되는 신경세포로서는 후각의 감각 신경, 전각의 운동 신경, 사이 신경(interneureon) 등이 다 가능성이 있는 상태이다. 이처럼 다양한 결과들을 최종 효과인 부동성(immobility)이란 공통의 결과로 연결하기 위해선 통합적인 가설하에 새로운 연구들이 더 필요한 상태이다(Sonner, 2003).

2) 마취제에 의한 수면 혹은 무의식 효과의 기전 연구

뇌에 대한 한 효과로서의 의식 변화라는 것에 대해 충분한 설명이 어려운 것은, 먼저 의식이라는 현상에 대해 생물학적인 이해가 충분치 못하다는 데 기인하고 있다. 의식을 한마디로 객관적 실체를 주관적인 내용으로 변화시키는 과정이라고 표현하기도 한다(Voss,2007). 그러므로 이런 의식을 연구한다는 것 자체가 불가능한 일이 아닐까 하는 의견도 있다. 그럼에도 마취과 의사가 날마다 하는 일 중에 의식 과정을 가역적으로 차단시키는 일이 주된 업무가 되고 있다는 사실은 마취과 의사에게 어렵지만 이 문제에 도전하도록 요구하고 있다고 생각된다.

현재 의식에 대한 생물학적 기전 이해 자체가 매우 적은 상태로서, 일반적으로 내려지는 의학적 정의로는 대개 내적, 외적 자극을 인지하고 반응할 수 있는 상태라고 얘기되고 있다(Mashour, 2006). 이런 '의식 '이라는 것을 다른 말로 표현하자면, 주의를 기울여 인지하며, 정서적 반응을 나타내거나 움직이는 등의 여러 고유 중추신경 기능이 작동되는 상태라고 할 수 있을 것이다(그림 11-1).

의식의 발생에 대한 정상 기전의 이해는, 역설적으로 의식저하를 보이는 환자들에서 보이는 병소들을 통해 유추, 연관을 시도한 연구들이 계기가 되었다고 할 수 있다.

현재 신경생리학적 관점에서 보는 의식의 발생 기전 이론에 따르면, 전신의 감각 신경을 통해 유입되는 정보가 뇌간(brainstem)을 거쳐 상부로 올라가는 중 뇌간의 연수, 뇌교 부분의 망상체 신경세포들과 상호 조절성 정보를 주고받게 되고, 이런 과정을 통해 망상체 신경세포들이 몸의 상태에 따른 조절성 정보를 대뇌에 보내는 기능을 갖게 되는 것으로 생각한다.

따라서 시상핵 수준에선 직접적 감각신경 정보를 받아 대뇌피질로 전달하는 감각 특이적 핵과, 뇌간에서 올라오는 비특이적 조절성 정보를 받아 피지로 전달하는 비특이적 핵들이 존재하는 것으로 생각된다. 이런 비특이적 정보들에는 뇌간 핵부위들 중 noradrenaline, serotonin, acetylcholine 등의 신경전달 물질을 매개로 대뇌 피질로 각성 수준을 조절할 목적으로 전달되는 정보가 많이 포함되어 있다. 이후 대뇌피질에선 여러 부위에 나누어 저장된 여러 정보들과 함께, 비교, 통합 같은 과정을 통해 궁극적 해석이 이루어진다고 생각된다(Kelz, 2008).

이와 같은 관점에서 신경계 병리 현상으로 의식소실이 일어난 사례 양상들을 보면, 뇌교(pons)를 중심으로 한 뇌간부 손상이나 양측성의 시상 손상의 경우에 혼수 상태가 초래되는 것 이라든지, 대뇌피질의 광범위한 손상에서 보이는 식물인간 상태 즉, 각성된 듯 눈을 뜨고 있으면서 외부자극에 대한 반응은 없는 경우도 역시 온전한 의식은 없다고 볼 수 있다. 달리말해 의식저하는 뇌간이나 시상의 광범위한 파괴 같이 각성 상태가 유지되지 못하는 경우에도 생기고, 눈뜨고 찡그리는 등의 정상적 뇌간 기능은 남아 있으나 주의 집중, 말하기 및 의지적 동작 같은 고차원적인 대뇌기능은 없는 의식저하로 나눠볼 수 있다.

또 뇌간에서 기시하여 각성 수준에 대한 조절 기능을 한다고 알려진 청반핵(LC; locus ceruleus), 대뇌각

교 피개핵(PPTG; pedunculopontine tegmentum), 측후 피개핵(LDTG; lateral dorsal tegmentum), 솔기핵(DR; dorsal raphe nucleus) 같은 부위에서 기인한 noradrenaline, serotonin, acetylcholine(Ach) 등의 신경전달 물질들에 의한 각성 조절 효과의 기능적 억제도 원인이 될 수 있다. 실제 마취제에 의한 의식저하의 원인으로 상기 뇌간의 기능 억제에 기인했다는 증거들이 있다. 예를 들어 중추성 항 cholinesterase인 physostigmine을 투여하였을 때, sevoflurane이나 propofol에 의한 수면이 부분적으로 길항되었다는 보고가 있다. 이는 뇌교에 존재하면서 Ach성 신경세포들을 집중적으로 갖고 있는 LDT와 PPT의 기능에 대해 전신마취제는 억제 작용을 나타내고 있었고, physostimine은 이를 길항시킴으로써 각성을 유발하였던 것이라고 볼 수 있다. 또한 noradrenaline 신경세포가 많은 LC에 대한 강한 억제 효과를 갖고 있는 dexmedetomidine을 투여 시 수면 상태가 초래되는 것이라든지, 반대로 뇌의 noradrenaline 농도를 높이는 cocaine이나 amphetamine 같은 약물 중독증 환자를 마취할 때, 마취제 요구량이 증가되는 모습을 보이는 예 등이다(Kelz, 2008).

한편 시상혹은 그 이상의 대뇌 피질 수준에서의 마취제에 의한 의식장애 효과를 연구한 결과들도 많이 있다. Angel은(1993) 감각 신경자극 유발 뇌전위를 이용한 일련의 동물 실험을 통해서 마취제가 시상 수준에서 전기 활성도를 강력 억제함으로써 대뇌 피질로 자극이 올라가지 못하게 되는 것이 의식소실의 원인이라고 주장하였다. Alkire는(1995, 1997, 1999, 2000) PET를 이용한 연구들을 통해 여러 마취제들에서 공통적으로 thalamus의 기능 억제가 발생하는 것을 발견하여 Angel의 결론과 유사하게 thalamus가 의식을 조절하는 'switch' 기능을 수행한다고 주장하였다.

그러나 이후 일련의 연구들 결과 Thalamic switch 가설의 문제점이 발견되었다. Chortkoff 등은(1995) 자원자들을 대상으로 의식소실이 흡입마취제 0.5 MAC 이하의 농도 즉, 시상 활성이 억제되는 농도보다는 낮은 농도에서 일어난다는 것을 입증하였다. 또 Velly 등은(2007) PET 검사법이 시간 해상도에 있어서 뇌부위간 기능 변화의 순서를 정확하게 발견못할 가능성에 주목하고, 뇌질환으로 수술 받는 환자들을 대상으로 전극을 직접 피질하[thalamic response를 반영한다고 생각할 수 있음]와 피질 부위에 거치한 후 sevoflurane 혹은 propofol 투여에 따른 의식 소실 시에 EEG 변화를 두 부위간에 비교하였다. 의식 소실 시점에 피질의 EEG도 극적인 변화를 보여 밀접한 상관성을 보여주었지만, 피질하 부위의 EEG는 아무 변화도 없었다. 이런 결과들은 마취제가 피질 수준에서 의식소실을 일으킨다는 가설을 지지하는 것이었다.

동시에 1990년대부터 뇌신경과학 분야에서 사람의 정상 의식이 일어나는 기전으로 대뇌 여러 부위간의 기능적 결합(binding)이 중요하다는 가설이 주목을 받고 있었다. 이 가설에 따르면, 시각, 청각, 촉각 등의 1차 감각 영역은 다르지만, 그 감각을 인식하는 과정은 동일하게 뇌의 연합기능을 담당하는 피질 영역들과의 기능적 결합을 통해 이루어지게 된다(Tononi,2004, Mashour,2004, Kelz,2010). 그렇다면 마취제도 이런 대뇌피질 영역간의 결합 과정을 방해함으로써 의식을 저하시키는 것일 가능성이 있었고, Hudetz 그룹(2006, 2009)과 Mashour 그룹(Lee and Mashour, 2009, Lee and Mashour, 2011)은 일련의 연구들을 통해 피

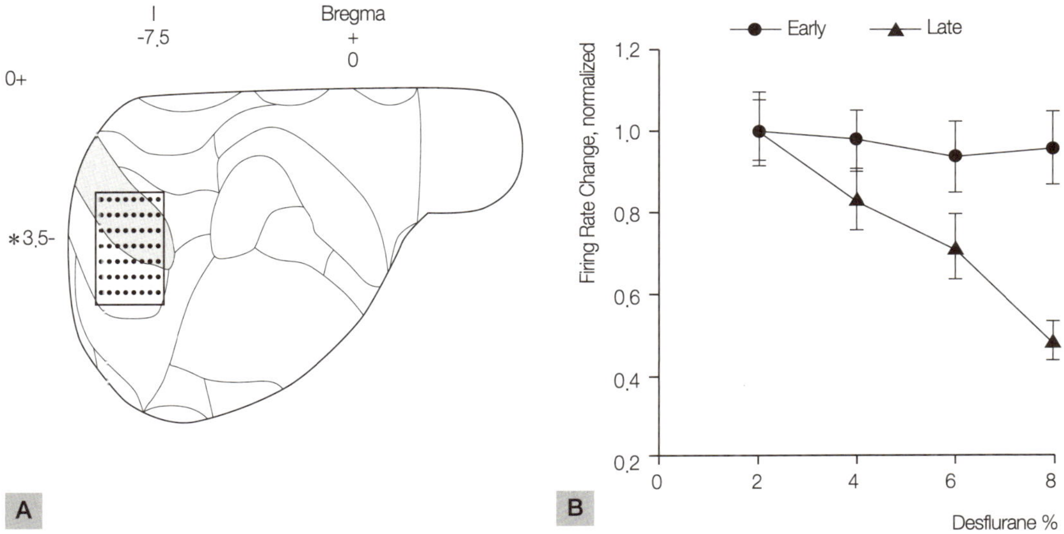

그림 6-2 섬광성 시각 자극에 대한 후두엽 피질 반응. 좌측 그림은 쥐의 시각유발전위(VEP)를 측정한 시각피질이며, 우측 그림은 조기 발작전위와 후기 발작전위를 분리하여, 마취제 농도에 따른 변화를 그래프로 그린 것이다.
(이 결과가 시사하는 마취 기전과의 연관성 부분은 본문 참조)

질간 정보 결합 과정이 차단되는 것이 의식 소실의 주요 원인이라는 결과들을 보고하였다.

Hudetz의 한 연구(2009)에 따르면, 0.5 MAC 정도의 낮은 마취제 농도에서 점차적으로 농도를 올려가면서 섬광 형태의 시각 자극을 주고 쥐의 후두엽 시각 피질에서 발작성 활동전위를 측정하였다. 그 결과 자극들은 시상을 통과하여 일차 감각 피질에 무난히 도달하고 거기서 조기 발작성 활동 전위(early bursting activity)를 마취전과 별 차이 없이 일으키는 것을 확인할 수 있었다. 그러나 피질 간(corticocortical) 연관 활동에 의해 생기는 것으로 보이는 후기 활동전위 발작은 마취전과 비교하여 농도 의존적으로 크게 감소한 소견을 보였다(그림 6-2). 이 결과는 우선 시상이 시각을 차단하지 않는다는 것을 말해준다. 둘째로 피질간 기능적 결합에 의한 시각자극의 인지과정에 해당하는 후기 활동 전압을 강하게 억제하므로 마취제에 의한 의식 소실에 관여하는 것 같다는 해석을 가능케 한다.

또 의식소실을 일으킬 정도의 저농도 마취제를 투여하면서 기능적 자기 공명 영상(fMRI)이나 양전자단층촬영(PET) 영상법을 통해 뇌의 어떤 부위들이 영향을 받는지 살펴보는 연구들도 시행되었는데, 이들은 10장에서 소개하고자 한다.

이상 마취제의 의식소실 효과에 대한 기전 연구들에 따르면 피질간 결합 이론이 가장 유력한 상태라고 생각된다. 그렇다면 다음 단계로는 척수 수준에서 부동성 효과에 대한 분자 수준의 기전 연구가 이루어졌듯이, 의식소실과 관련하여서도 거시적 기전을 어느 정도 아는 상태에서 미세 표적 물질들을 찾는 연구가 필요할 것이다. 또 피질간 결합이 이루어지거나 차단되는 정확한 부위와 그 기전을 좀 더 구체적으로 밝히는 연구가 더 되어야 할 것이다.

또 여러 연구자들 중에는(Kelz, 2008, 2010, Mashour 2011) 여전히 시상이 피질과 함께 마취제에 의한 의식 변화에 중요한 기여를 하고 있다는 주장이 있으므로 이에 대한 이론적 통합(혹은 절충)이 필요한 상황이다. 끝으로 실제 임상에서 환자에게 투여되는 마취제 농도가 의식 소실 수준을 크게 넘어 투여되는 경우가 대부분이므로, 이런 경우 마취제가 시상이나 뇌간 망상체핵들에 미치는 영향의 정도, 또 그로 인한 의식소실에 미치는 영향의 정도 등에 대해서도 이론적인 정리가 되어야 할 것이다. 이처럼 의식소실과 관련한 기전들에 대해 다양한 가능성을 갖고 향후 문헌들을 비판적으로 수용, 통합해가야 할 것이다.

3) 마취제에 의한 진통, 진정 효과의 기전 연구

진통효과에 대해 마취과 의사마다 개념을 다르게 갖고 있을 수 있으나 기전 연구의 대상으로서의 진통효과는 대개 의식 저하는 없는 상태에서 통증감각에 대한 인식 능력이 떨어진 상태를 의미한다. 이 효과에 대해서도 최근 fMRI 같은 연구를 통해 의식 저하 때와는 확연히 다른 뇌영역들에서 변화를 보이는 것이 발견되어, 별도의 작용부위를 가진 연구대상임을 알 수 있었다(Gyulai, 2002). 이와 관련된 여러 연구에 대한 정리는 '책머리에' 와 4장에서 (그림 4-1)과 연관하여 언급했듯이 필자의 역량 부족으로 다른 기회로 미루고자 한다.

또한 진정(sedation) 효과도 4장에서 언급했듯이 최근의 몇 연구들에서 무의식과 구분될 수 있는 효과라는 것이 입증되고 있다. 이 효과에 대해서도 깊이 있는 정리는 다른 기회에 해보고자 한다(Perouansky, 2010)

CHAPTER 07

약물의 물리적, 화학적 구조상 특징을 통한 기전 고찰

약물의 화학적 반응에 대해 열역학반응 같은 이론이나, 약물 혹은 가상 표적 물질들이 가진 쌍극성(dipolarity), 분극성(polarizability), 산도, 염기도, 전하 여부, 용질로서의 용적, 수화도(hydration number), 여러 종류의 분자간 결합력 등을 고려하여 작용 상황을 설명해보려는 시도가 꾸준히 이루어져 왔다. 이들은 여러 반응에 대한 평균적 측정에 기초한 해석이라고 볼 수 있고, 그런 점에서 분자 수준의 정확한 설명에 이르기에는 한계점이 있다.

이런 와중에 분자 수준의 상호작용에 대한 연구들이 시도되고 점점 정밀한 수준으로 발전하면서, 보다 개별적인 수준의 반응을 직접적으로 살펴보려는 의도와 맞물려 더욱 발전하게 되었다. 이런 분자 수준의 연구들에는 단백질 모델을 이용하여 마취제가 결합할 때의 미세 분자구조를 살피는 여러 연구법들, in vitro 상의 단백질에 대한 효과 관찰, 지방질에 대한 반응가능성에 대한 보다 정밀한 분석 및 지방-단백 모델 수립 후 지방-단백 연접부에 대한 반응 관찰 등 다양한 연구들이 시도되어 왔다. 8, 9장의 지방 혹은 단백질 관련 내용들 중 최근까지 인용되거나, 새로 대두되는 이론들은 이런 분자 구조 수준 연구의 결과에 힘입은 바 크다(Urban, 2008).

또 어떤 약물의 기전을 연구하는 기본적 방법 중 하나로 유사한 효과를 일으키는 약물들간의 구조를 살펴서 공통적 요소가 있는 지를 살피는 방법이 있는데, 이와 관련해서 마취제들의 연구는 곧 한계에 도달하게 되는 문제점이 있다. 즉 구조적으로 매우 다양한 약제들이 마취효과를 일으키므로 이런 접근을 시도하기가 어려웠다. 그럼에도 구조와 관련 마취제 기전에 대한 단서를 제공하는 사실들이 있다.

첫째, 여러 마취제가 가진 소수성(hydrophobicity)의 정도와 마취 효과에 대한 강도(potency)간에 밀접한 상관 관계가 있다는 사실이다. 이것이 마취 기전에 대해 시사하는 점에 대해서는 20세기 초의 단순한 가설을 넘어 여러 수정, 보완하는 이론들이 많으므로 지방이나 단백 표적물질과의 관련성에 관한 다음 장들(8, 9장)에서 설명하고자 한다. 그러나 여기서 요점을 얘기하자면 소수성과 상관성이 높다고 해서 그것이 곧 지방질만을 의미하는 것은 아니며, 소수성 부분을 내부에 가진 여러 단백질도 가능할 수 있다는 사실이다. 나아가 소수성 정도와 마취효과 강도간의 상관성 관계를 벗어나는 마취제들도 있다는 사실은 약제가 작용하는 부위에 대해 좀 더 다각적이고 열린 자세로 추론해야 한다는 것을 시사한다.

둘째 대부분의 흡입마취제들은 그 안의 수소 원자들의 비대칭적 분포를 갖고 있다는 사실이 시사하는 내용이다. 이런 구조는 약물 분자에 대해 쌍극자 모멘트(dipole moment)를 부여할 것이고, 극성이 있는 환경을 선호하도록 할 것으로 생각할 수 있다. 또 흡입마취제들에 흔히 존재하는 할로겐 기(基)도 전하가 아닌 극성의 존재 효과를 더하는 것으로 생각할 수 있다. 반면 마취제 기전 연구를 위해 시험적으로 도입된 약물인 'nonimmobilizer'가 매우 높은 지용성과 함께, 대칭적 수소원자의 분포로 인한 비극성 화합물이란 사실은 이 극성 환경에 대한 이론을 뒷받침한다고 볼 수 있다. 그러나 이 이론 역시 극성 환경을 많이 갖고 있는 단백질만이 표적 물질이란 주장으로 이어져서는 안 될 것이다. 예를 들어 세포막 지방질의 구조 중에도 막 표면으로 나와 있는 부분은 친수성 구조를 띠고 있으므로, 위와 같은 근거로 단백질이 표적물질이라고 주장하는 것은 충분하지 않을 것이기 때문이다.

셋째, n-alcohol 계열 같은 일련의 마취제에서 탄화수소 기의 숫자가 점점 커질 때 어느 시점에 이르면 순간적으로 마취제 효능을 상실하는 'cut off' 현상이 시사하는 부분이 있을 것이다. 그러나 이에 대해 그동안 일반적으로 해석되어 온 방향에 수정이 필요한 점도 있어 정리가 필요하다. 기존의 해석은 그 정도 크기의 마취제가 되면 대상 표적 단백질[여기서 표적물질이 단백이라는 전제를 하고 있음]의 작용 부위에 끼어들어가기 힘들다는 것을 나타낸다고 보는 것이었다. 그러나 이 현상도 여러 가능성을 충분히 고려하며 비판적으로 볼 때 다른 해석이 가능하다. 즉 단백과의 결합 부위가 마취제 크기에 대한 제한을 두는 것이라기보다는 단순히 소수성 기의 증가에 따라 마취제로 작용하기에는 너무 소수성이 증가해버린 것, 달리 말하면 어느 정도는 필요하다고 할 수 있는 친수성 부분이 없어져 버린 것으로 이해하는 것이 옳다는 주장이 있다. 이는 위의 'nonimmobilizer'가 부동성 같은 일반적 마취효과를 갖지못하는 이유와 상통하는 설명이다. 이런 해석을 뒷 받침하는 다른 예도 있는데, 탄화수소기의 증가 대신에 'polyhydryl' 기의 형태로 크기를 증가시킨 물질의 경우는 더 큰 크기에서도 마취효과가 잘 유지된다는 사실이 그것이다. 따라서 이 'cut off' 현상에 대해 꼭 단백질이 결합 장소라는 것으로 해석하는 데는 주의가 필요하다(Kelz, 2008). 또 9장의 내용 중 이 문제와 관련하여 해결의 실마리가 될 수 있는 내용이 있는데, 그것은 단백질과 마취제의 상호작용이 특이적이기는 하나 결합력이 상당히 낮은 특징이 있다는 점이다. 그렇다면 cut off 현상이 마취제가 단순히 분자량이 커짐으로 해서 단백질의 특정 부분에 결합하기 힘들다라고 하는 해석은 설득력이 떨어진다고 생각된다.

넷째, 광학이성체(enantiomer) 마취제들에서 보이는 마취 효과의 차이를 보이는 현상도 흔히 단백질이 표적 물질이라는 데 대한 증거로 이용되는 점에 대해 바로 정리할 필요가 있다. 이 현상과 관련하여 일반적으로 많은 교과서에서도 마취제가 단순히 표적 단백질에 대해 특이적인 결합을 하기 때문에 이성체 간에는 다른 효능을 보이게 되는 것이라고 주장되는 경우가 많았다. 그러나 이성체간의 효능의 차이를 보이는 정도[효능의 차이를 보이지 않는 마취제들도 많이 존재하고]가 20% 내외로 그다지 크지 않고, 이런 정도의 이성체간 효과의 차이를 보내는 단백들은 의심되는 표적 단백들외에도 우리 몸의 매우 많은 단백들이 그런 반응을 보이고 있다는 점, 콜리스테롤 같은 지방 성분도 이런 정도의 이성체에 대한 차이나는 반응을 보일 수 있다는 점 등은 이 이론 역시 단백질에 특이적 결합을 한다는 기준으로 삼기에는 아직 무리라는 것을 시사한다. 이상을 정리하면, 마취제 구조상 추론되는 화학적 성질들에 기초한 이론들은 표적물질이 단백질이란 증거가 되기에도 아직 미흡한 상태이며, 단지 어떤 마취제 소수성 부분이 작용할 수 있는 표적 물질이다 라는 데서 더 이상의 정보는 주지 못한다고 생각해야 할 것이다. 그러면 좀 더 세밀한 수준의 연구가 필요할 듯한데, 이런 연구들을 다음 8, 9장에 설명하고, 이로 인해 현재 표적물질로서 의심되는 것들을 구분해내고자 한다.

CHAPTER 08

세포막 지방질을 중심으로 이루어지는 논의들

지방질 성분이 마취제의 표적 물질로서의 가능성에 대한 연구는 100년 이상의 역사를 갖고 있다고 할 수 있다. 먼저 이런 연구의 계기가 된 사건은 19세기 말에 독일의 Meyer와 스위스의 Overton이 각자 독자적인 연구를 진행하고 다음과 같은 비슷한 결론을 얻은 데 있었다. 즉 당시 화학물질에 대한 실험실적 평가 모델의 하나로서 올리브 오일에 대한 여러 마취제들의 용해도를 구한 후, 이것과 이들 마취제들의 동물에 대한 마취제 역가(potency) 간의 상관 정도를 살펴보게 되었다. 이 결과 지질 용해도와 마취효과 간에 밀접한 상관관계를 발견하였다(그림 8-1 A).

이 발표 이후 학자들은 마취제가 지방질로 이루어진 세포막에 작용하여 효과를 나타내는 것이라고 단정하는 성급한 경향이 있었는데, 그것은 여러 다양한 구조의 마취제들이 동일한 마취 작용을 나타내는 현상에 대해 일단 쉽고 간단하게 설명할 수 있는 이론이었기 때문이다. 이런 기본적 이론틀을 깨기 어려웠는 지, 이 후 세포막의 구조에 대한 연구의 진전으로 생체 세포막이 지방뿐 아니라 단백질이나 다당체 같은 다양한 물질의 혼합 상태로 이루어져 있고, 그 중 단백질들이 세포의 여러 기능에 관여하는 경우가 많다는 것이 밝혀졌을 때도, 연구자들은 마취제들이 지방질에 녹은 후 이것이 단백질에 기능적 변화를 주어서 마취가 된다는 견해를 유지하고 있었다. 그리고 이런 주장은 이후 수 십 년 이상 지속되면서 다양한 연구의 기회를 저해한 측면도 있었다(Sandberg, 2002).

그리고 이 주장에 바탕을 둔 채, 보다 세부적인 수준의 기전을 설명하기 위한 주장들도 제기되었는 바, 즉 마취제가 세포막 지방질 성분에 녹아들면서 용적 증가가 일어나고 그것이 단백질 기능에 변화를 주어 마취효과가 일어난다는 주장, 세포막의 유동성(fluidity) 증가가 원인이라는 주장, gel 상태에서 sol 상태로의 위상 변화가 원인이라는 주장 등이였다. 이들의 문제점들로서 이 주장들에서 거론되는 바 세포막에 일어난다고 하는 물리적 변화들이 그 정도가 크지 않다는 것과 무엇보다 마취 효과와 무관한 체온 증가 같은

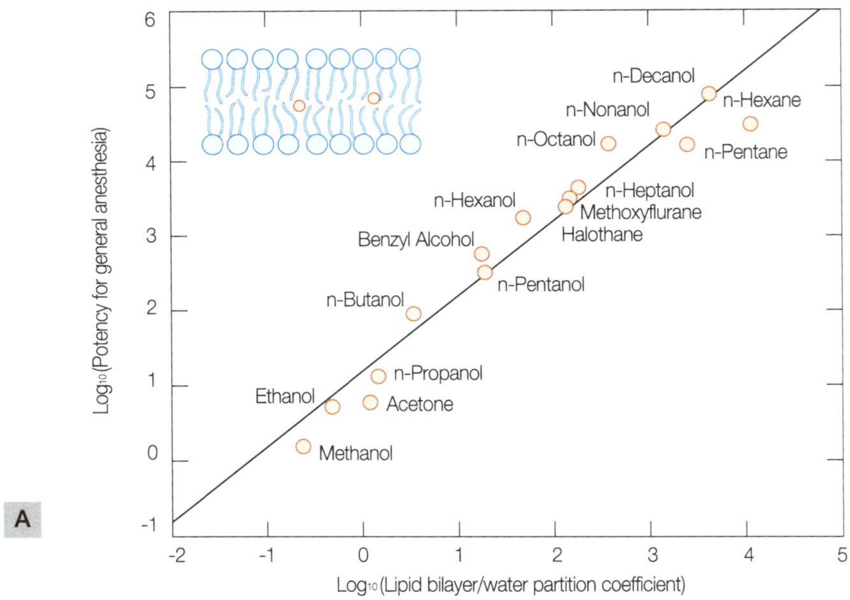

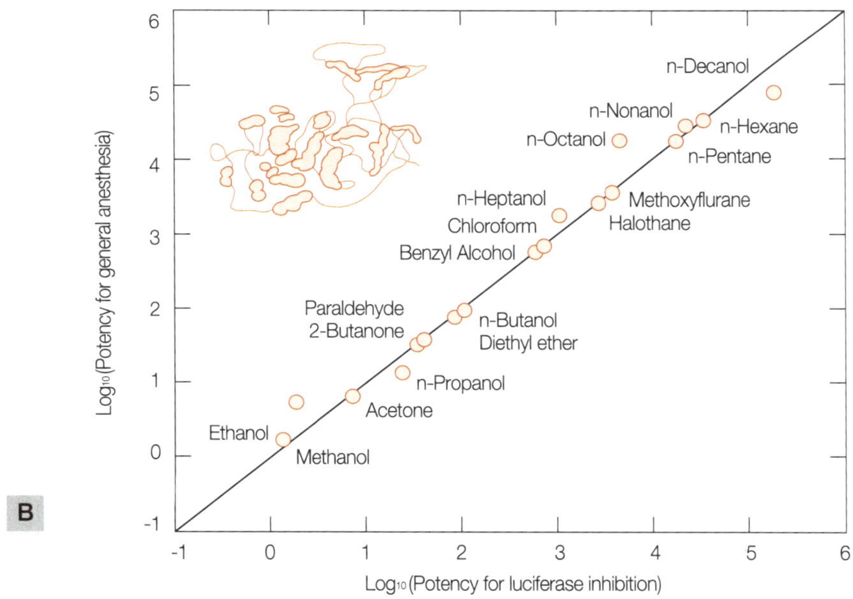

그림 8-1 (A) 지질 용해도와 마취효능 간의 상관관계. (B) luciferase 효소 단백질에 대한 억제효과와 행동학적 지표 수준에서 마취효능 간의 상관 관계.
(B)의 결과는 (A)와 같이 지질 용해도만이 가장 잘 설명하는 지표라고 생각하던데서, 결정적으로 방향을 바꾸어 생각해보도록 계기를 제공하였다. 즉 단백질인 luciferase 효소에 대한 억제효과 정도도 마취 효능과 유사한 상관관계를 보이기 때문에, 오히려 단백질이 더 중요한 마취제 표적물질이 아닌가 하는 생각을 하게 되었다. 그러나 현재로선 어느 쪽 하나만이 아닌, 다양한 단백질과 지질 등이 모두 표적이 될 수 있는 것으로 생각되며, 결합 부위도 어느 정도 다양하다는 결론에 이르게 되었다.

생리적 변화에 의해서도 세포막에 그런 정도의 비슷한 변화들이 관찰될 수 있다는 점 등이 지적되었다. 따라서 이런 주장들은 마취제의 기전적 설명으로서 적합하지 않다는 데 의견이 모아지고 있다.

이런 상황에서 단백질에도 소수성 부분이 있어서 마취제들이 단백질에 대해 나타내는 활성 정도가 마취제의 행동학적 지표에 대한 역가(potency)와 한 그래프 상에서 연관시켰을 때, Meyer-Overton 관계에서처럼 매우 높은 상관관계가 보일 수 있다는 사실이(그림 8-1 B) 큰 방향 전환 효과를 가져왔다. 즉 이 결과 이후 다양한 단백질에 대한 마취제의 효과를 보기 위해 in vitro 상에서 이종 세포에 발현된 단백질에 대한 마취제의 전기생리적 기능 변화효과를 보는 연구, 조직 절편을 통한 여러 단백질 수용체와의 연관성을 입증한 연구가 발표되는 등 단백질을 주된 표적 물질로 설명하려는 시도가 계속 이어지게 되었다. 이를 통해 표적물질로 의심되는 수많은 단백질이 밝혀졌지만, 잊지 말아야 할 것은 아직 어떤 단백질도 마취효과를 일으키는 과정과 함께 명확히 역할이 규명된 경우는 없다는 사실이다(Kelz, 2008).

무엇보다 간과해선 안 될 것은 세포막의 지방질에 마취제가 작용하여 마취효과를 일으킬 가능성에 대해서도 여전히 많은 학자들이 보다 정밀한 화학적 지식과 접근법을 이용하여 연구를 계속하고 있고 그 중 일부 연구 결과는 상당히 가능성 있는 것으로 받아들여지고 있다는 사실이다(Cantor,1997, Kelz,2008). 즉 마취제들이 세포막에 분포되는 것을 열역학적인 이론하에 측정해보면, 이들이 인지질의 이중층에서도 친수성이 있는 세포 표면 쪽 막부분에 많이 분포되면서 이것이 세포막에 lateral pressure를 형성하고 단백질의 기능변화를 일으킬 수 있다는 것을 보고하고 있다(그림 8-2B). 그러나 F6(nonimmobilizer) 같이 지용성이 대부분이고 친수성 부분은 거의 없는 제제들은 이중층에서도 가운데 부분, 즉 소수성이 대부분인 곳에 분포하는 차이를 보여줌으로써 정상적 마취제들과는 확연히 다른 결과를 보여주고 있다. 그리고 20세기 후반에 언급되기 시작한 세포막 지방질 중에서도 단백질과 연결이 많이 되어 있는 독특한 기능단위(lipid raft)가 있는 것이 밝혀지고 있는데, 이런 지방질 부위에 마취제들이 작용하고, 그 후 lipid raft 주위의 단백들에 기능적 변화를 일으키는 것이 가능하다고 보고 있다(Sedensky 2004).

다음 장의 단백질 관련 논의로 들어가기 전에, 여기서 다시 한 번 7장에서 언급된 몇 가지 논점들을 이 장에서 다시 정리하고자 한다. 즉 Meyer와 Overton의 상관 관계를 따르지 않으면서도 마취효과를 보이는 경우들을 어떻게 설명할 것인가 하는 것이다.

첫째, alkane류나 alcohol류 중에 탄소기의 숫자가 어느 수준(대개 10 내외)을 넘어 가게 되면 마취효과가 소실되는 'cut off 현상'은 당연히 Meyer-Overton 관계 이론에 맞지 않다. 그런데 이 현상에 대해, 일부 단백 표적을 옹호하는 학자들은 이런 마취제가 단백질 내부의 소수성 주머니(hydrophobic pocket)에 결합하지 못해서 생기는 현상으로 설명하면서 마취제가 단백질에 작용한다는 근거로 주장하곤 하였다. 그러나 전술한 7장에 언급한 것과 같이 분자량이 더 커지더라도 친수성이 큰 기로 커진 약제의 경우 강한 마취효과가 유지된다는 점에서 단백질이 표적이라는 주장의 근거는 못됨을 알 수 있다. 즉 cut off 효과는 더 정확한 기전이 밝혀질 때까지 기다려야 할 것이다.

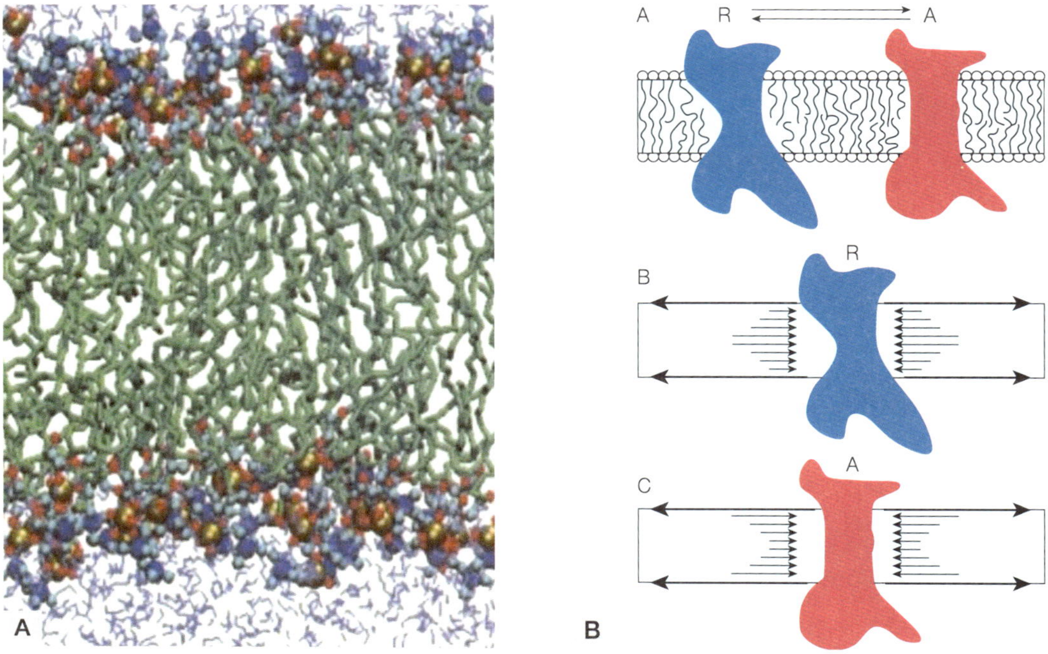

그림 8-2 정상 인지질 이중층 세포막을 분자 수준에서 모식도화 한 그림 (A)와 마취제가 친수성 부분에 주로 존재하면서, 측압을 통해 단백에 영향을 줄 수 있다는 모식도 (B). (B)에서 R은 단백의 안정 상태를 나타내고, A는 마취제 작용 후 활성화되는 상태를 의미한다 (Kelz, 2008). (A) 그림에서 또 한 가지 생각해볼 수 있는 것은 이처럼 많은 분자들로 이루어진 세포막 속에 매우 작은 분자에 속하는 마취제들이 정확히 어떤 부분에 결합하여 작용을 나타낼 지 알아내는 일이 결코 쉽지 않을 것임을 깨닫게 해준다.

둘째, 손대칭성(chirality)이 있는 마취제들에 대해 어떻게 설명하여야 하는가 하는 문제이다. 여러 흡입 마취제들의 경우 탄소를 중심으로 비대칭성이 보이는 구조(손대칭성 구조)를 형성하고 있으므로, 분자량이나 지방용해도 같은 성질은 같으나 편광을 회절시키는 방향이 달라지는 광학적 이성질체(enantiomer)들이 존재하게 된다. Meyer-Overton 관계에 따르면 지용성에 있어서 차이가 없으므로 동일한 마취효과를 나타내야 할 것이나, 실제는 20-30% 정도의 효능의 차이를 보인다. 그렇다면 이 현상이 단백질 표적물질과의 작용 때문인 것으로 설명될 수 있을까? 이에 대해서도 위의 7장에서 설명한 것 같이 아직은 단백질 이론으로 설명하기 어려운 상황이다.

셋째, 어떤 마취제와 비슷한 지용성을 갖지만 의식 소실이나 움직임 소실 같은 마취효과를 갖지 않는 물질들의 발견이다. 이들은 처음에 통증 자극에 대한 반사적 움직임 같은 효과가 없어 비마취제(nonanesthetics)라고 불렸으나, 이후의 동물실험에서 기억과 학습에 대한 억제효과는 갖고 있는 것이 밝혀져서 'nonimmobilizer' 로 명칭을 바꾸게 되었다. 즉 기억에 대한 효과는 갖고 있지만 통증 자극에 대한 움직임에 대한 억제 효과는 없으므로 MAC 치에 대한 변화 효과는 갖지 않는 특징이 있다. 이런 약제의 발견 역시 지질 중심의 마취이론에서 벗어나 단백질 표적을 시사하는 계기가 되기도 하였으며, 나아가 어떤 새로운 단백질이 표적으로 적절한지 평가하는 경우에 nonimmobilizer를 투여하고 MAC 치의 변화는 없는 결과를 보일 때 표적의 한 후보로 선정하는 데 이용되기도 하였다. 그러나 7 장에서 언급한 바와 같이 이 약제에 대한 생체 반응의 결과들이 단백질 표적을 증거하는 것이라고 볼 수 없는 근거들이 여러 가지 있으므로 이 역시 단백질이 표적이라는 증거로 삼는 데는 무리가 있다고 생각된다.

이 시점에서 전신마취제들과 같은 작은 분자량의 약제들이 어떤 물질에 결합하는지, 결합한다면 정확히 어떤 위치에 결합하는지 등의 질문에 답을 알아내는 것이 얼마나 어려운 일인지를 인식할 필요가 있다. (그림 8-2A)는 인지질의 2중층으로 된 세포막을 비교적 상세하게 원자단위로 표시한 것이다. 마취약제들이 인지질이나 단백질에 비해 매우 작은 크기라는 것을 감안한다면, 이들이 세포막에 정확히 어떻게 결합하여 효과를 나타내는지 알아내기가 쉽지 않다는 것을 실감할 수 있을 것이다.

CHAPTER 09

단백질 이론의 대두와 발전

지방 중심의 이론은 매우 확고한 틀로 작용하여 다른 기전적 이론이 나오기 쉽지 않았다. 그러나 점차 지방중심 이론에 대한 문제점들이 제기되고, 그 외 단백질에도 소수성(hydrophobic)을 가지는 부분이 존재한다는 사실 등이 알려지면서 단백질에 대한 연구의 동기를 제공하여 주었다. Franks(1984)는 우선 실험하기 쉬운 수용성 단백인 Luciferase 효소를 갖고 실험하였다. 이 효소에 대해 여러 흡입 마취제들을 투여하였을 때 특정 기질에 대해 발광작용을 일으키는 본래 기능이 억제되는 것을 관찰하였고, 이를 통해 여러 마취제에 대한 50% 효능 억제 농도를 구할 수 있었다. 이들과 생체 마취효과의 50% 반응을 보이는 농도간의 연관성을 도식하였을 때, 고전적인 Meyer-Overton 관계와 비슷한 정도의 높은 상관성을 보임을 알 수 있었다(그림 8-1 B). 이 연구는 단백질을 주요 표적 물질로 연구하는 중요한 계기 중 하나가 되었고 뒤를 이어 수많은 in vitro 상의 단백질에 대한 연구들이 이어지게 되었다. in vitro 상의 단백질 연구에 지나치게 치우치게 된 이런 상황을 현재의 관점에서 뒤돌아본다면, 지방질이 표적이 될 수 있다는 최근의 지방질에 대한 재발견(8장 후반부 서술), 단백질 연구에 있어서도 in vitro 연구를 넘는 다양한 기전 연구의 필요성이 대두되는 현실 등을 인식한다면, 그런 노력들이 과도하게 치우친 것이었다는 생각이 든다.

어쨌든 20세기 후반에는 흡입 마취제들의 여러 세포막 단백질들에 대한 효과에 대해 많은 연구가 이루어졌다. 한편 연구자들에게 닥친 흡입마취제들의 연구상 문제점은 일반적인 다른 화학 리간드 물질과 달리 분자량이 적고, 무엇보다 임상적 유효 농도의 범위가 수 mM 정도의 친화도가 적은 결합이라는 점으로 인해 일반적으로 흔히 시행되는 방사성 동위원소가 표시된 약제와 표적물질간의 결합 반응 같은 실험은 불가능하였다는 점, 비교적 약한 결합력으로 인해 뚜렷한 길항제의 개발이 되지 않았다는 점 등이었다. 따라서 기존 화학반응 이론에 따른 해석도 가능하지 않았다(Kelz, 2008).

그러므로 직접적인 표적 단백이 구분되게 영상화하기는 어렵고, 의심이 가는 단백을 선정하고 실험실

상황에서 마취제를 투여한 후, 그 반응을 통해 후보 물질로 판정하는 방식을 주로 시도하였다. 이때 판정의 기준은 5장에서 서술한 것들이 활용되었으나, 그곳에서 일부 서술한 바와 같이 판단 기준에 대한 의문점들이 있으므로, 좀 더 다양한 표적물질들에 대해 가능성을 열어두어야 할 것으로 생각된다.

주된 실험 방법으로서는 개구리 알 같은 이종 세포에 발현시킨 이온 통로 단백이나 동물 생체의 뇌 절편상에서 패치 고정법(patch clamp)을 이용한 전기 생리적 특성에 대한 효과를 관찰하는 것이었다. 이를 통해 세포막 상의 단백질들 중 여러 종류의 흡입마취제나 정맥마취제에 대한 다양한 표적들이 밝혀졌다(표9-1)(Lugli, 2009). 이 표에서 보듯이 마취제들 간에 다소 상이한 유형의 표적 단백질들이 있음을 알 수 있다.

뿐만 아니라 세포질 내 단백인 PKC나 미토콘드리아 단백 등을 추출한 후 시험관내에서 흡입마취제와 반응시켜 보는 방법을 통해 이 단백질들에 대한 직접적 효과도 갖고 있다는 것이 밝혀졌으며, 중추신경계의 세포간 연결단백으로서 여러 중추신경기능에 중요한 역할을 담당할 것으로 생각되는 gap junction 단백에 대해서도 in vitro 전기 생리적 실험 혹은 동물의 knock out 실험을 통해 마취제와 의미 있는 연관이 있음이 알려졌다(Wentlandt,2006, Jacobson,2011).

핵자기 공명 분광법(NMR)이나 ^{14}C-halothane 같은 광학적 활성체를 이용한 영상법을 시행하여 동물 뇌의 여러 부분에 대한 체계적인 분석결과, 마취제는 뇌의 광범위한 곳에 분포하며, 관여하는 단백 표적들은

표 9-1 세포막 표면의 이온통로나 수용체 단백들에 대한 여러 마취제들의 효과. 이 표에 나타난 단백질외에도, 중추신경계에서 여러 다양한 효과에 관여한다고 알려져 있는 G단백 결합성 수용체들(GPCRs), PKC, 미토콘드리아의 단백질, 전시냅스 말단부의 신경전달 물질의 이동과 분비에 관여하는 단백질 등 다양한 종류들이 있다.

Anesthetics	$GABA_A$	K_{2p} channel	Glycine	NMDA
Intravenous anesthetics				
Barbiturates	+	0	+	-
Propofol	+	0	+	-
Etomidate	+	0	+	0
Benzodiazepine	+	0	-	0
Volatile anesthetics				
Ether	+	+	+	-
Ether derivatives	+	+	+	-
Halogenated hydrocarbons	+	+	+	-
Ketamine	0	0	0	-
Nitrous oxide	0	+	+	-
Xenon	0	+	+	-

단일한 것이라기보다는 여러 다양한 종류가 관여하는 것으로 판단되었다. 또 표지 없는 halothane을 투여하면 70% 가까이 결합 영상이 소실되나 isoflurane에 대해선 변화가 없는 것으로 보아, 특이적 결합을 하되 마취제마다 구별되는 결합임을 알 수 있었다(그림 3-2).

단백질과 결합한 마취제의 결합상을 x-선 회절 영상법(x-ray diffraction crystallography)을 통해 관찰하면 아미노산 수준의 위치 동정이 가능해진다. 그러나 이는 막단백 같은 거대 단백질에선 아직 시행되지 못하고 있고, 대신 혈청내 용해된 상태로 존재하는 albumin 이나 apoferritin 같은 단백질들을 대상으로 어떤 공통된 결합상에 대한 정보를 얻고자 많이 시행되었다. 이런 연구에서 얻어진 결론에 따르면 이런 단백질의 내부에는 소수성 환경을 가진 구멍(cavity)이 존재하며, 그곳에 마취제가 들어가 결합을 하게 됨을 볼 수 있었다. 또 다른 특기할 만한 점으로 결합부위에는 SYL(serine-tyrosine-leucine) 3개의 극성 아미노산들(전하를 띠고 있지는 않음)이 존재하고 있었다. 이런 발견은 아직 결정구조를 얻자 못하고 있는 GABAA 단백 같은 구조 내에도 존재하고 있다는 사실과 함께 미세한 결합 부위의 구조에 공통점이 있을 수 있음을 시사하는 소견으로 받아들여진다.

한편 위와 같은 여러 연구들을 크게 분류해본다면, in vitro 상에서 가능성 있을 것으로 여겨지는 단백들에 대해 마취제를 투여하며 기능적 변화를 보는 연구들과 동물 뇌의 전(全)부분을 보여 주되 전술한 것과 같이 먼저 in vitro 상에서 적절한 처치와 절편 처리를 한 후 영상화한 연구들로 구분지어볼 수 있다. 그러나 기능적 변화를 살펴본 전자의 연구들의 경우 마취제에 의한 변화가 있었을 때, 선행 가정에 의해 마취의 표적물질이라고 해석한 것일 뿐, 실제 연관되었다는 직접적 증거는 아니다. 또 후자의 연구도 아직은 어떤 단백이 어떤 효과에 연관 되었는 지는 전혀 말해줄 수 없다. 이처럼 여러 단백질 표적에 관한 연구들은 선입견에 의한 채택(plausibility) 과정이나, 관련 있는 표적이라고 판정할 때, 작용 농도에 대한 판단 기준(sensitivity)같은 전제된 내용들이 오류일 수 있으므로(5장), 여러 방법을 통해 추가적인 검증을 한 후 결론을 조심스럽게 내릴 필요가 있다.

이처럼 마취 효과와 표적 의심 단백 간의 연관성을 좀 더 직접적으로 추론할 수 있게 하는 실험 모델은 만들기 어려웠었는데, 20세기 후반부터 여러 의학 분야에서 개발, 확립되어온 의심되는 단백에 해당하는 유전자의 변이 유발후의 마취제 효과(전기 생리학적 방법이나 행동 관찰 등)를 관찰하는 방법이 상당한 기대를 모으고 있는 것이 사실이다. 변이 유발을 일으키는 방법 중 많이 시도되어 온 것들로는 해당 유전자의 전적인 제거를 일으키고 관찰하는 knock out 방법과, 해당 유전자의 일부 관심부위 핵산만 변형시킨 부분변형 유전자를 다시 동물에 주입하는 knock in 방법 등이 있다. 이 중 knock out 동물을 이용한 실험들에선 많은 경우 원하던 효과가 안 나오는 경우가 많았는데, 그것은 이 방법의 원천적 한계점인 다른 유전자들에 의한 보상 반응으로 원하던 마취효과의 소실이 관찰되지 않거나 혹은 knock out 한 유전자가 마취 외의 다른 중요 기능을 함께 소실케 함으로써 오히려 마취제에 민감한 반응을 보이거나 치사율에 이름으로써 실패하는 경우 등에 기인한 것이었다. 그러나 성공하는 경우(예; TREK-1 gene의 knock out)도 있었는데, 이때도 해석상 주의가 필요한 점이 있었는데 마취 효과의 소실 정도가 20% 정도로서 크지 않아서 과연 얼마나 마취효과에 기여하는지 확신 갖기가 쉽지 않다는 점이었다. 한편 knock in 법은 의심되는 단백질 유전자의 극히 일부분만 치환시키고 실험하게 됨으로 불필요한 여러 생리적 변화를 일으키지 않아 knock out에서 보이는 부작용들을 줄일 수 있다는 장점이 있으나, 미세한 한 두 군데의 아미노산 변화로서는 바라는 효과가 안 나올 수 있다는 단점이 있었다(Mihic, 1997).

이상의 단백질에 관한 연구들을 종합해볼 때 마취제의 단백질 표적들은 그 수가 다양할 것으로 예상되며 이런 상황에서 소수의 표적을 대상으로 충분한 마취효과의 발생 혹은 소실을 유발하기가 쉽지 않을 것임을 알 수 있다. 즉 여러 단백질 중에 어떤 것이 진정 마취 효과에 관여하는 것인지 판단하기 쉽지 않은 상황이다. 그렇다면 이런 상황속에서도 여러 마취제들이 동일한 마취효과를 나타낼 수 있는 방법은 무엇일까 생각해볼 필요가 생긴다. 여러 단백질이 각자로선 조금씩 다른 효과를 나타낼 지라도, 궁극적으론 어떤 공통의 신경생리적과정(neurophysiologic process)을 일으키게 되고, 이것이 결국 공통의 마취효과로 이어질 수 있는 그런 과정은 어떤 것이 있을까? 현재 이에 대한 답변으로 여러 공통적 생물학적 과정들 중 전사(transcription), 번역(translation), 미토콘드리아의 활동, 세포막 안정기 전위, 활동전압의 전도 및 시냅스 전도 과정 등을 상상해 볼 수 있을 것이다. 그 중 시냅스 전도 과정은 실로 많은 단백질들이 관여하면서도 모두가 시냅스 전달이란 목표를 위해 작용하므로, 마취제들이 서로 다른 여러 단백에 작용하면서도 결과적으로는 동일한 '시냅스 전달의 억제' 라는 결과로 이어질 수 있다는 점에서 연구해 볼만한 주제로 떠오르고 있다(그림 9-1).

이 모델에 따르면, 여러 표적 단백질이 조금씩 효과를 나타내면서 종합적으로는 시냅스 전도의 차단이나 마취 효과 같은 결과를 나타낼 수 있을 것으로 생각된다. 이런 기전을 통해볼 때, 어떤 한 표적 물질 하나의 유전적 변이는 20-50% 이상의 효과는 나타내지 않게 될 것으로 생각된다. 또 마취제마다 다른 표적 단백의 스펙트럼을 갖고 있으므로, 때로 어떤 단백질에 대해선 효과가 없을 수도 있을 것이다. 이런 모델은 이전의 전신마취제, 특히 흡입마취제의 작용 상 특징이었던 길항제가 없는 현상, 식물부터 동물, 인간에 이르기까지 예외 없이 비슷한 농도에서 마취가 되는 일, 마취제에 대한 적응이나 불응같은 현상은 관찰되지 않았던 점 등에도 부합되는 모델이라고 생각할 수 있다. 동시에 이처럼 표적 물질들이 넓게 분포되어 어떤 효과를 나타내는 상황이 향후 기전에 대한 이론을 수립하는데 큰 혼선과 어려움을 제공할(또는 했었을) 것으로 생각할 수 있는 것이다.

시냅스전 종말의 단백질

VGIC Ca^{2+}, K+; voltage -gated ion channels Ca^{2}+ or K+
GPCR; G protein coupled receptor with associated heterotrimeric G-protein
LGIC; tonic ligand-gated ion channels
ER;endoplasmic reticulum, containing ryanodine receptors
NT; neurotranmitter transporters
SNARE; synaptic vesicle transport and fusion proteins

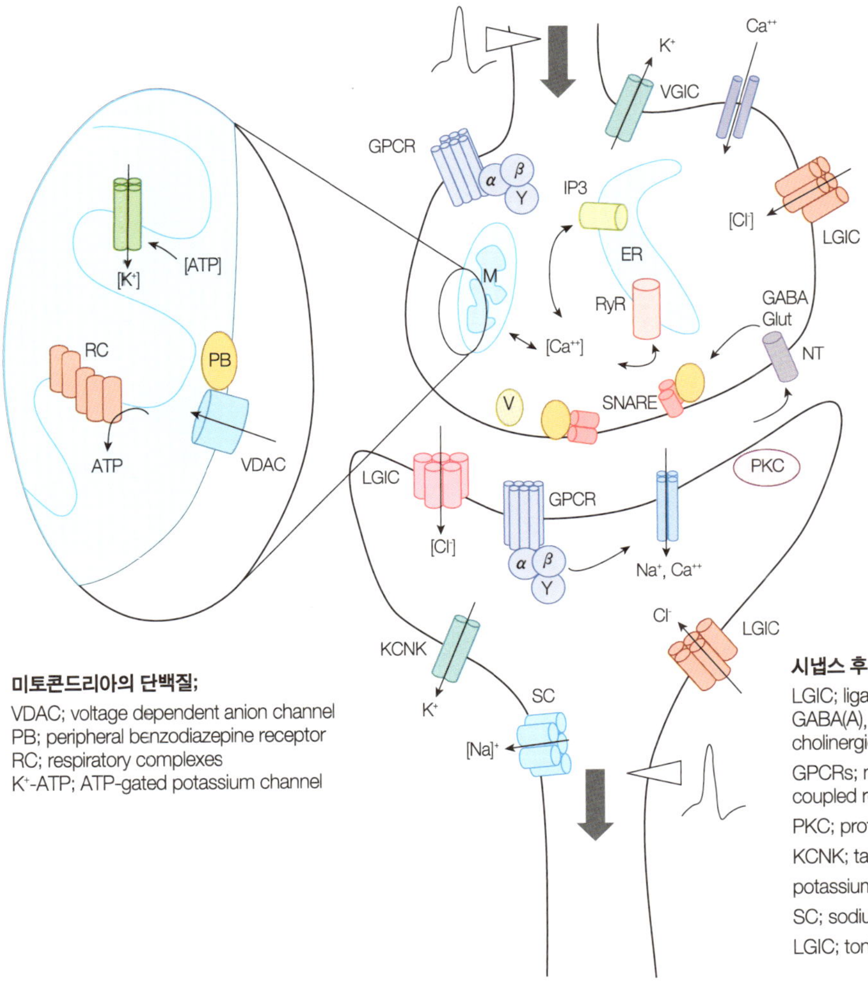

미토콘드리아의 단백질;

VDAC; voltage dependent anion channel
PB; peripheral benzodiazepine receptor
RC; respiratory complexes
K^{+}-ATP; ATP-gated potassium channel

시냅스 후 단백질;

LGIC; ligand-gated ion channels, GABA(A), AMPA/KA, nicotinic cholinergic, $5HT_3$
GPCRs; neurotransmitter G -protein coupled receptors
PKC; protein kinase C
KCNK; tandem pore
potassium chnnels(TREK, TASK, etc)
SC; sodium channels
LGIC; tonic ligand-gatedion channels

그림 9-1 시냅스 부위에 존재하면서 마취제의 영향을 받는 것으로 알려진 다양한 단백질들.

CHAPTER 10

기전 연구에 활용되어 온 다양한 연구 방법들

현재 전신마취제들의 표적 물질에 대한 여러 연구들을 종합해보면, '그림 10-1' 에서와 같이 단백질의 특정 부위나 인지질 층과의 경계면, 인지질 층의 특정 부위 등 다양한 가능성이 예상되고 있고, 나아가 약제들마다 선호되는 자리가 다를 가능성이 있다(Perouasnky,2010, Nash,2002). 무엇보다 유념하여야 할 것은 정확한 방법으로 마취효과와의 연관성이 입증되었다고 할 수 있는 단백질은 없다는 사실이다. 이런 상황에서 살아있는 동물을 대상으로 in vivo 전기생리법, 동물 혹은 사람에서의 기능적 영상법(PET, fMRI), 동물 혹은 사람에서 행동(behavior) 관찰을 병행하면서 미세 구조와의 연관도 같이 보는 방법 등 보다 거시적인 접근들이 시도될 필요가 있다. 특히 중추신경계 효과의 경우, 기관(body organ) 작동 방식의 복잡

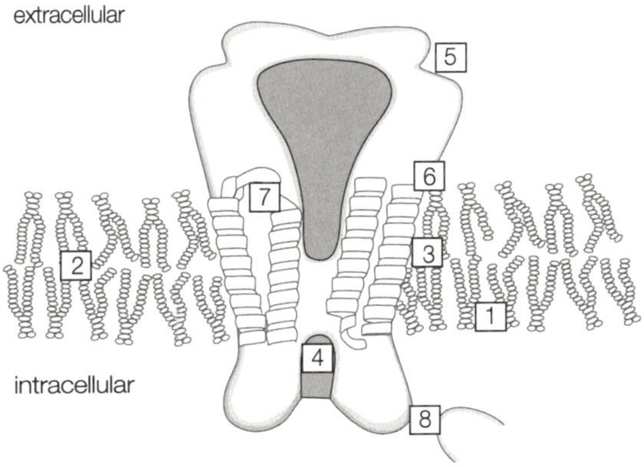

1. Lipid Bilayer / Aqueous Interface
2. Lipid Bilayer - Core
3. Lipid Bilayer / Protein Interface
4. Channel Lumen
5. Polar Protein Region
6. Protein Crevice (aqueous)
7. Protein Cavity (alpha helices)
8. Protein / Protein Interface

그림 10-1 마취제가 작용한다고 생각되는 위치들(Urban, 2008). 인지질의 이중층으로 된 세포막과 이 막을 가로지르며 존재하는 단백질, 그리그 단백-지방 연접부에 이르기까지의 여러 작용부위에 대한 직.간접적인 증거들이 있다.

성과 접근 제한성으로 인해 정상적 기능 상태도 이해하기 어려웠으나, 20세기 후반부터 뇌과학의 급격한 발전에 힘입어 여러 새로운 이론들이 나오고 있으므로, 이에 대한 집중적인 관심과 발전 동향도 주목하여, 마취제 기전 연구에 접목시킬 수 있도록 해야 할 것이다.

1) in vitro 실험의 한계를 극복하는 방법의 하나로 대두된 in vivo electrophysiology 방법에 의한 연구들

분자 수준의 기전 연구만으로 명확한 설명이 되기 어려운 요소가 많으므로, 그보다 좀 더 큰 범위의 조직을 대상으로 연구를 넓혀가기 시작하였다. 이를 위해 관심이 가는 조직의 절편을 얻은 후 그 속에 있을 것으로 생각되는 신경 회로를 대상으로 in vitro 실험을 많이 시행하였다. 이를 통해 마취제들이 신경회로 상에서 어떤 미세 기전에 의해 작동하는 지에 대한 연구가 가능하였고, 마취제들마다 효과의 양상이 다르다는 것도 알려졌다(Perouasnky,2010). 이런 다른 효과의 스펙트럼에도 불구하고 어떻게 동일한 마취효과로 이어지고 있는 것일까? 또 미세 분자 표적물질이나 in vitro network 수준의 연구로서는 단지 추정할 수 밖에 없었던 최종 효과의 정확한 기전은 무엇인가 라는 궁금증을 어떻게 해결할 수 있을 것인가? 이런 질문에 대해 좀 더 직접적인 대답을 해줄 수 있는 방법이 요구되었다. 동물 생체를 대상으로 마취제를 투여하며, 전기 신호가 지나가는 여러 경로에 놓인 뇌조직 내로 전극을 삽입하여 전기적 반응을 살피는 실험이 대두되었다. 이 연구는 in vivo 전기 생리학 실험이라 불리며, 이전의 in vitro 실험을 통해 알게 된 의심 가는 표적이나 그에 작용하는 전기 전달 물질에 관한 결과들을 실제 임상적 효과와 연관시켜가면서 관찰, 검토할 수 있다는 특징이 있다.

특히 마취효과는 피질 수준에서 주로 발생한다고 여겨지는 의식이나 기억, 피질하 수준에서 이루어진다고 보는 '움직임 억제(suppression of movement)' 나 '통증에 대한 자율신경 반응의 억제' 같은 부류로 나뉘어 진다고 생각하고 있으므로, 그에 맞는 적절한 부분에서 측정하여야 할 것이다. 그런데 의식이나 기억은 그 효과 자체가 신경 생리적으로 이해하기 어려워, 이런 방법으로 접근하려고 해도 전기생리적 endpoint를 잡기 어렵다는 점에서 in vivo 전기생리법으로 연구하기는 여전히 힘들다. 따라서 이 방법은 대개 통증 감각의 전달 경로, 청각 전달 경로 상에서의 마취제의 효과나 반사성 움직임에 대한 척수 수준에서의 연구 목적으로 활용되어져 왔다.

전기신호를 기록하는 방법에 따라, 최대한 단일 세포 근처에 접근하여 기록하는 방법에서부터 국소의 여러 세포들의 평균 전위의 변화를 기록하는 방법, 두피에서 뇌전위를 측정하는 방법 등으로 나눌 수 있다.

이런 연구를 하고자 할 때, 이전 수준의 연구와 달리 생체내라는 보다 복잡한 상황에서 연구하게 되므로 다음과 같은 제약적 요소들을 갖게 된다(Vahle-Hinz, 2002). 세포외 전극으로 단세포에 대한 기록을 하는 경우, soma, dendrite, axon의 구별, axon 중에서도 상행성과 하행성 간의 구별, 신경세포 간에도 projecting neuron과 interneuron 간의 구별이 필요하게 된다. 더욱이 척수후각에서 연구할 때는 통증 섬유 외에 다른 감각의 섬유나 세포들이 근처에서 영향을 줄 수 있고, 통증 관련 세포도 LTM(low-threshold mechnoreceptive), WDR(wide dynamic range), HT(high threshold) 세포간의 구분이 필요하다. 한편 뇌간이나 대뇌피질 수준에서 감각 영역을 연구하려고 할 때, 특이적 영역 외에 '비특이적 영역' 이라는 부분들이 있는데, 후자는 연합(association) 활동이 주로 일어나는 영역이라 자극과 반응간에 선형적 관계를 보이지 않는 경우가 많다. 그러면서도 이 비특이적 영역들은 의식적 인지와 관련된 활동으로 생각되고 있는 바, 연구하기엔 어렵지만 마취 기전 연구에 있어서 매우 중요한 영역으로 생각되고 있다.

또 해석상 주의할 점으로서(다음 장의 기능적 영상 연구에서도 동일한 주의점이 존재) 어떤 활성이 관찰되었다고 해서, 약제가 바로 그곳에서 작용한다는 해석을 곧 할 수 없다는 것이다. 즉 다른 영역에서 마취제가 작용한 후, 그 곳의 변화가 연구하는 부위에 영향을 미쳤을 가능성이 있다(Menon, 2001). 예를 들어 마취제 투여 후 한 피질 영역에서 감소된 전기활성도를 보였다면, 그것의 진정한 원인 부위는 피질일 수도 있지만, 시상, 뇌간, 척수 혹은 말초가 더 중요한 원인으로 작용했을 수 있다. 물론 여러 부위가 함께 원인이 되었을 수도 있다. 따라서 이상적으론 여러 부위에서 동시에 측정하는 것이 좋겠으나, 이럴경우 생체에 대해 자연적 자극 상황을 넘는 자극이 가해질 것이므로 믿을 수 없는 결과를 나타낼 가능성이 있다. 무엇보다 가장 근본적인 가정에 대해서도 고려할 필요가 있을 것이다. 즉 이런 실험에서 측정의 요체로 삼고 있는 세포 활동 전압의 방출횟수(discharge number)가 세포의 반응을 잘 대변한다는 가정을 갖고 있다고 생각할 수 있는데, 그것이 과연 얼마나 정확히 대변하는 현상인지 현재로선 알 수 없다는 한계점이 있다.

이 실험을 통해 마취의 기전에 관해 어느 정도 유용한 결과를 얻은 결과들을 소개해보면 다음과 같다. 통증 자극에 대한 반사적 방어 작용으로서의 움직임(nocifensive movement)이 마취제에 의해 차단된다는 증거를 생체 전기생리적 실험을 통해 제시할 수 있었다. 즉 MAC에 가까운 농도로 마취제를 투여하면서 동물의 척수 후각세포의 전기적 반응을 보면 부분적인 억제가 일어나는 것을 볼 수 있었고, 반면 전각 운동신경세포의 반응은 완전한 차단을 보여주었다(Antognini,1999, Collins,1995). 또 다른 연구에서 선천적으로 대뇌 혈류와 척수 혈류가 분리되어 있는 양의 특징을 이용하여 대뇌의 isoflurane 농도를 감소시켜가면 후각 세포의 통증자극에 대한 반응이 어느 정도 증가되는 것을 볼 수 있었고, 이를 통해 하행성으로 작용하는 통증에 대한 움직임을 억제하는 기전이 작동하고 있음을 알 수 있었다(Antognini, 1998). King과 Rampil의 연구(1994)에 따르면 MAC 농도의 마취제를 투여하면서 척수 전각 운동신경세포의 활성을 나타내는 F-파를 측정하였을 때 역시 완전한 억제가 일어남을 볼 수 있었다. 이런 연구결과들을 종합해보면, 흡입마취제의 움직임 억제효과(immobilizing effect)는 전각의 운동신경세포, 후각의 감각신경세포 및 척수상부로부터의 하행성 억제효과 등에 의해 발휘된다고 말할 수 있고, 특히 전각운동신경세포에 대한 효과가 가장 강력하게 일어난다고 말할 수 있다.

또 다른 한 연구(Zurita, 1994)에서는 ketamine 혹은 pentobarbital을 투여한 후 시상이나 청각피질에서의 변화를 살펴보았다. 여기서 마취제 간에 상이한 결과를 보이기도 했고, 어떤 면에선 반대되는 결과를 보였다. 이는 두 마취제가 다른 작용부위에 작용한다는 것으로 생각할 수 있는데, 그럼에도 의식소실 같은 마취효과가 동일하게 일어나는 기전에 대해 설명하기 위해서는 보다 큰 차원의 연구가 있어야 함을 시사하는 결과로 볼 수 있다.

한편 barbiturates, ether, halothane 같은 마취제들은 여러 가지 감각에 대해 특이적으로 반응

[*여기서 특이적이라 함은 감각 정보를 여타 정보와 함께 가공된 정보를 받지 않고, 원정보 그대로 전달받는 것을 의미한다. 따라서 자극이 들어온 지점마다 신경계에도 상응하는 지점이 존재하는 특징을 보인대하는 중추신경계 영역보다, 비특이적으로 반응[이 단어는 정보와 무관하게 반응한다는 뜻이라기보다는 정보를 가공하여 감각의 단순 인지 이상의 기능을 수행하는 곳으로 보내거나, 그런 기능을 수행하는 것을 의미한다. 이런 기능을 하는 영역으로는 대뇌의 정서 영역이 대표적이다*] 하는 곳에 주로 억제효과를 보이는 것이 알려져 있었다(Rosner, 1973). Sparks 등은(1975) 대표적인 비특이적 영역들인 MRF(midbrain reticular formation, 중뇌 망상체)와 medial thalamus(내시상), 특이적 감각영역인 대뇌의 자극 감각에 연관된 피질에 미치는 ketamine의 효과를 조사하였다. 치수(tooth pulp)를 자극하면서 위 부위들에서 유발전위로 반응성을 기록하였는데, 비특이적 영역들에선 현저한 억제 반응이 생겼으나, 시상 외측의 특이적 영역(예를 들면 ventrobasal complex)에선 정상적 반응이 나타났다. 이를 통해 ketamine은 통증의 정서적 요소는 억제하나, 단순 감각기능이나 그 감각들간의 분간 같은 특이적 영역의 기능은 관여하지 않는다는 추론을 할 수 있었다.

이상을 통해볼 때 생체내 전기 생리적 측정법은 일부 추론이 가능한 결과도 얻게 하지만, 의식이나 기억 같은 고차원적 기능에 대해선 그런 기능자체에 대한 생리적 연구가 이루어지지 않아 전기 생리적으로도 어느 부위를 측정할지 가늠하기 어려운 한계가 있다는 것을 인식해야 한다. 따라서 좀 더 거시적인 조망을 할 수 있는 다음 장의 기능적 영상법 같은 것을 적극 활용하여 연구할 필요가 있으며(Menon,2001) 그러나 역시 어떤 방법이든지 각각의 한계가 많으므로 여러 수준에서 밝혀진 지식들을 충분히 활용하여 서로 최대한 연관시키고 [그럼에도 완전히 그릇된 이론들은 버려질 수도 있을 것이다] 궁극적인 이론을 완성해 가야 할 것이다. 이런 점에서 6장과 같이 마취제의 각 효과별로 여러 연구 방법들의 지식을 총망라한 다각적인 접근을 함께 서술하면서 기전적인 설명을 한 곳에 모아 서술하는 것은 시도를 계속 병행해 나가야 할 것이다.

2) 기능적 영상술을 이용한 마취기전 연구

마취제들이 어느 부위에서 어떤 과정으로 작용하는지(where and how) 알아내려는 노력은 100년 이상

의 오랜 시간 동안 여러 방식의 연구 방법을 통해 이루어져 왔지만, 각각의 연구마다 늘 극복하기 힘든 한계를 보여 왔다. 예를 들어 미세 수준의 연구들은 임상적 효과와의 연결 고리를 얻기 어렵다는 문제가 있었다. 사람이나 동물의 생체에서 뇌파 같은 전기적 측정법의 경우도 역시 설명하고자 하는 효과에 대한 기본 생리적 이해가 충분치 않아 적절한 곳에서 측정하지 못하는 문제 등이 있었다. 이런 가운데 뇌 전체를 보여주면서 특정 기능을 수행하는 과정을 영상화[이 영상화되는 부분은 직접적인 것이 아니고, 뇌혈류 같은 그 부위와 관계되는 간접적인 변화를 내용으로 한다]할 수 있는 도구의 발전은 마취제 효과의 연구에도 중대 관심사로 다가오고 있는 중이다. 이들 역시 각각의 한계점들이 있기는 하지만, 뇌전체의 영상을 한눈에 보면서 마취제 효과와 관련 있는 영역들을 피질하 부위까지 포함하여 한 눈에 보여 줌으로써, 마취제가 어디에서 어떻게 작용하는 지 이해하는 목표에 대해 중요한 기여를 할 것으로 기대를 모으고 있다. 즉 청각이나 시각 자극하의 인지, 통증의 인지 및 의식 변화 같은 행동적 지표(behavioral endpoints)를 기준으로 뇌전체에서 어느 부위가 연관 되었는지 조사해볼 수 있게 된 것이다.

그럼에도 공통적인 한계점으로서는 마취효과가 일어나는 부위가 실제로는 다른 곳이지만, 영상에는 이차적으로 영향을 받아 활성이 변화되는 곳들까지 나타나므로 그 자체로서는 명확한 해석을 하기 어렵고, 다른 연구들에서 얻은 지식들을 종합하여 해석해야 한다는 점이다. 예를 들어 정상적인 뇌기능이 이루어지는 경로(pathway)나 주요 위치에 대해서는 생체 전기생리 연구법들의 보완적인 도움이 필요할 것이다. 뇌기능 영상을 얻는 방법은 현재 PET(양전자 방출 단층촬영)과 fMRI(기능적 자기 영상)가 있다.

① PET 법

이 방법은 방사성 동위원소의 종류에 따라 몇 가지 다양한 측면을 측정할 수 장점이 있다. $H2^{15}O$ 같은 방사성 동위원소(반감기 2분)를 소량 이용하여 뇌혈류를 측정할 수 있는데, 마취제 투여 후 변화된 뇌혈류량을 비교하며 부위별 변화에 근거하여 마취제의 작용 부위를 추정하게 된다. ^{18}FDG(fluorodeoxyglucose) 같은 방사성 동위 원소는 glucose 처럼 뇌신경세포들에 유입되어(최고치 농도 도달 시간 30분) 인산화 과정을 거쳐 ^{18}FDG-6-phosphate로 변하게 되나 이 상태에서 더 이상 대사가 일어나지 않고 긴 반감기(110분)를 갖고 체류하다가 사라지게 된다. 따라서 대뇌의 포도당 유입(uptake)과 대사과정이 활발한 곳을 영상화해줄 수 있는데, 역시 마취제 투여 시 변화된 정도를 통해(마취제의 경우는 작용부위의 대사율이 감소되는 식으로 영상화됨) 작용부위를 추정하게 된다. 그러나 ^{18}FDG 법은 긴 유입시간으로 환자가 장시간 특정 신경행동 상태를 유지하고 있어야 한다는 제약이 생기고, 또 긴 반감기로 인해 조건을 변화시키며 다른 실험을 시행하기 힘들다는 단점이 있어 $H2^{15}O$를 이용한 연구가 더 많이 이루어졌다. PET 법에서는 또한 분자 수준의 표적 물질에 결합할 수 있는 물질에 방사성 동위원소를 부착시켜 나노몰 내지 피코몰 수준의 신경 전달 물질에 의한 반응 부위를 찾아 보여줄 수 있는 새로운 영상 기법이 개발되었다. 이를 통해 GABA 성,

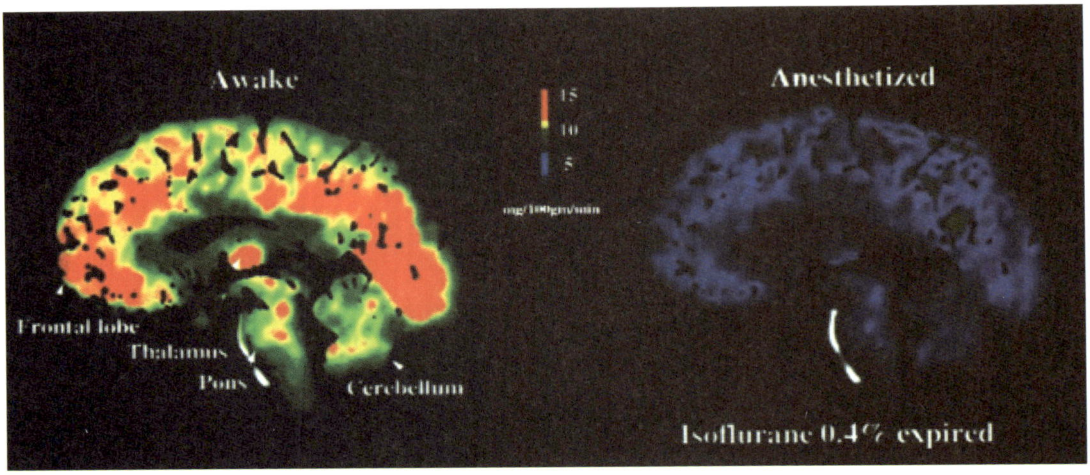

그림 10-2 isoflurane 마취전과 후의 PET 영상으로서, 기저에 MRI 영상을 겹쳐 나타낸 사진. 우측 마취 상태(anesthetized) 영상에서 피질 및 피질하 영역 모두 고른 억제를 보이는 듯하지만, 부위별로 분석해보면, 피질하 영역들에서 더 많은 감소가 발생함을 알 수 있었다.

콜린성, 마약 수용체, 단일 아민기 수용체 등에 관한 연구들이 이루어졌다.

Alkire 등은 [18]FDG를 이용한 PET 및 fMRI를 이용하여 일련의 연구들을 시행하였고 이를 통해 isoflurane, halothane, propofol의 효과를 비교할 수 있었다. 마취제를 투여하며 구두 명령에 반응하지 않는 시점을 무의식 시점으로 잡았을 때, 뇌 전체에 걸쳐 얻은 평균적 포도당 대사율은 세 마취제에서 비슷한 정도로 감소하였다(46%, 40%, 55%). 한편 전체적 평균 대신 부위별로 나누어 비교하였을 때, 휘발성 흡입마취제들인 isoflurane과 halothane은 비슷한 양상이었으며, thalamus, basal forebrain[전뇌기저부; 위치상으로 전두엽의 기저부이면서 내측부에 위치한 acetylcholine 성 신경들이 많이 있는 부위를 말한다. 세분하여 basal nucleus, medial septal nuclei 등이 있다], cerebellum, occiput area 및 limbic system, midbrain 등에서 피질 부위보다 더 억제된 소견을 보였다(그림 10-2). 그러나 propofol의 경우는 피질이 피질하 영역들(basal ganglia, midbrain 등)보다 더 감소한 소견을 보여주었고, 피질 영역 중에서도 두정엽과 후두엽에서 더 감소된 소견을 보여주었다(Alkire, 1995,1997,1999). 이를 통해 한 가지 가정해볼 수 있는 것은 흡입마취제들에 있어서 시상(thalamus) 억제 효과가 의식소실에 있어서 "switch" 같은 중요한 역할을 담당할 가능성이었다. 또한 흡입제제들은 공통적으로 propofol에 비해 중뇌의 acetylcholine성 신경핵들에 더 영향을 미치고 있다는 것도 기전상으로 차이나는 또 하나의 요인으로 생각되고 있다. 한편 propofol에서 피질에 보다 더 강한 효과를 나타내는 결과와 관련해서는, 기존의 다른 여러 연구들에서 GABA(A) 수용체 매개성 효과가 propofol의 수면 작용에 있어서 중요하다는 내용 및 대뇌의 여러 피질 영역에는 GABA(A) 수용체가 기능적으로 활발히 관여하고 있다는 사실 등에 부합되는 결과로 보인다.

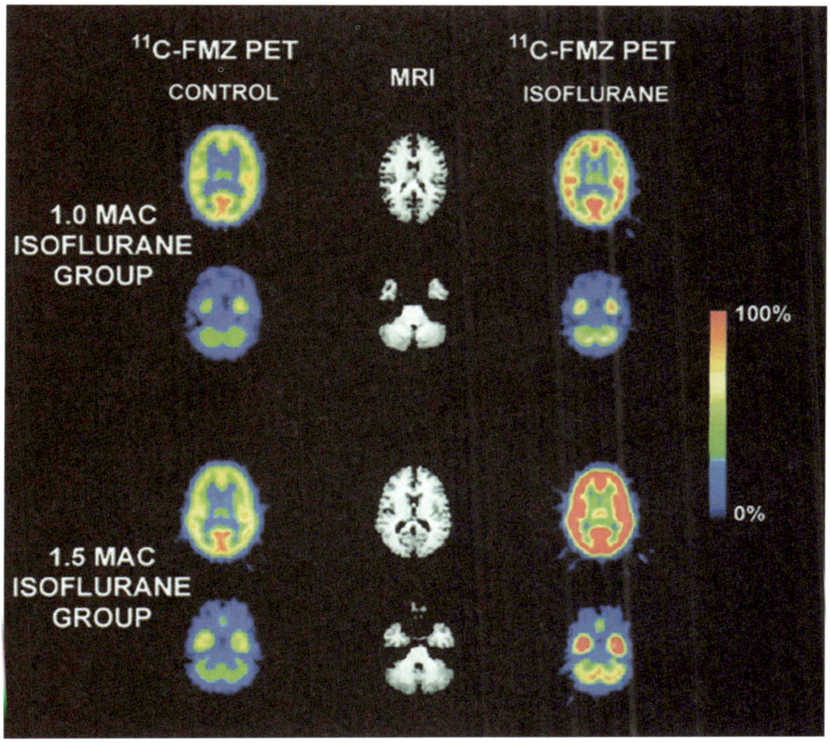

그림 10-3 isofurane의 GABA(A) 수용체에 대한 작용여부를 알아보기 위한 수용체에 특이적으로 결합하는 물질에 방사성 동위원소를 연결시킨 물질을 사용한 실험. GABA(A) 수용체에 특이적 결합력이 좋은 flumazenil에 ^{11}C를 중합시킨 뒤, isoflurane 농도를 달리할 때 사람의 뇌에 결합이 촉진되는지 살펴보았다(각 조건에서 두 수준에서 단층영상을 얻음). ^{11}C-FMZ만 있을 때(좌측 대조군 그림)에 비해 isoflurane이 존재할 때(우측 그림)는 용량의존적으로 결합이 증가되는 소견을 보여준다. 따라서 isoflurane도 GABA(A) 수용체를 매개로 작용할 가능성이 큼을 보여주는 결과이다.

Fiset 등은(1999) propofol을 점진적으로 투여하면서 $H2^{15}O$를 이용 혈류를 측정한 연구에서는 Alkire의 결과와 달리 occipitoparietal region 같은 피질영역 외에도, thalamus나 basal forebrain의 혈류감소 정도도 의식 수준과 유의한 상관관계를 보여주어 이런 영역도 propofol에 의한 의식변화에 관여할 것으로 추정되었다. 또 midbrain은 thalamus와 유의한 covariation 관계가 있어서, 결국 이런 영역들의 억제로 인해 propofol이 갖는 의식 수준의 변화, 인지 기능 중 연합능력을 담당하는 영역의 억제 및 자율신경 조절의 변화 같은 효과를 설명할 수 있는 결과라고 주장하였다.

Gyulai 등은(2001) GABA(A) 수용체에 특이적 결합력이 좋은 flumazenil에 ^{11}C를 중합시킨 뒤, isoflurane 농도를 달리하면서 건강한 자원자들의 뇌에 결합이 촉진되는 지 살펴보았다. ^{11}C-FMZ만 있을 때에 비해 isoflurane이 존재할 때는 용량 의존적으로 결합이 증가되는 소견을 보여준다(그림 10-3). 따라서

isoflurane도 GABA(A) 수용체를 매개로 작용할 가능성을 강하게 보여주는 결과이다.

이상의 여러 PET 연구들을 보면 다소 혼돈되는 소견들이 보임을 알 수 있다. Gyulai의 연구는 Alkire의 연구에서는 생각할 수 없었던 휘발성 마취제들의 GABA 수용체와의 관련성을 강하게 보여주고 있으며, Fiset의 연구에서는 propofol도 thalamus 같은 피질하 영역까지 충분히 영향을 미치는 결과를 보여줌으로써 연구마다 일정하지 않은 결과를 보여주고 있는 것이다. 이처럼 연관 부위를 한눈에 명확히 보여주는 수준에 이르기 까지는 쉽지 않으므로, 여러 영향 요인들을 신중히 고려하면서, 한 연구의 결과를 받아들여야 할 것을 알게 된다. 예를 들어 PET를 사용하는 데 있어서 기술적인 면에 있어서의 여러 어려움을 충분히 고려하여, 오류의 가능성을 염두에 두어야할 것이다. 또 연구 설계가 다른 경우마다 상이한 부위들이 나오는 이제까지의 연구 상황 등을 통해 볼 때, 기전의 거시적이고 통합적인 해석에 이르기 위해서는 더 많은 연구들이 축적되어야 할 것이란 생각을 하게 된다.

② fMRI 법

이 방법은 기존의 MRI 기법 중 effective transverse relaxation time(T2*) 신호를 이용한 것이다. 즉 반자성(paramagnetic)을 가진 deoxy-hemoglobin이 적어질 때, 자기장속에서 T2* 시간이 증가하게 되므로 이 신호를 기초로 영상을 얻을 수 있게 된다. 이 신호를 BOLD 대조(blood oxygenation level-dependent contrast) 신호라고 하는데, 혈류량과 산소소모량간의 관계에 의해 결정되는 값이 된다. 혈류량 증가 시 deoxyHb 값을 감소시켜 BOLD 신호가 증가하게 되고, 산소소모량이 증가되거나 어떤 이유로 정맥혈액의 용적이 커지면 BOLD 값은 적어지게 된다. 어떤 과제(task)에 의해 어떤 부위의 신경활성이 증가되는 경우 산소소모량도 어느 정도 증가하겠지만, 혈류 증가가 더 주도적인 효과를 발휘하면서 deoxyHb 값이 감소하므로 BOLD 신호는 증가하게 된다. 따라서 fMRI는 혈류를 직접 재는 것이 아니고, 뇌신경 활성에 따른 BOLD 신호를 통해 간접적으로 혈류를 반영하는 것이라고 할 수 있겠다(Heinke,2002).

fMRI 법은 방사선 동위원소를 사용하지 않으므로 뇌조직에 섭취되도록 기다릴 필요가 없으므로 상대적으로 신속하고 안전하게, 또한 과업(task)을 반복수행하면서 영상을 얻을 수 있다. 공간 해상도도 PET보다 높다, 무엇보다 이미 여러 의료기관에 도입된 MRI를 쓸 수 있으므로 추가 비용이 없어도 된다. 이런 장점을 이용하여 향후 많은 연구가 시행될 것이 예상된다. Heinke와 Schwarzbauer는 visual search 과업을 수행하면서 '의식소실' 은 아직 일어나지 않는 isoflurane 0.42% 투여하에 마취 전과 후의 뇌의 활성화 영역의 변화를 관찰하였다.

그림 10-4에서처럼 시각자극의 일차적 감각 영역 혹은 그 수준에 속하는 LGN(lateral geniculate nucleus), VC(primary visual cortex), MC(primary motor cortex) 부위들은 신호의 변화가 없는 것을 통해 감각 자체의 입력에는 문제가 없다는 것을 알 수 있었다. 반면 세 곳(AI; anterio-superior insula, left

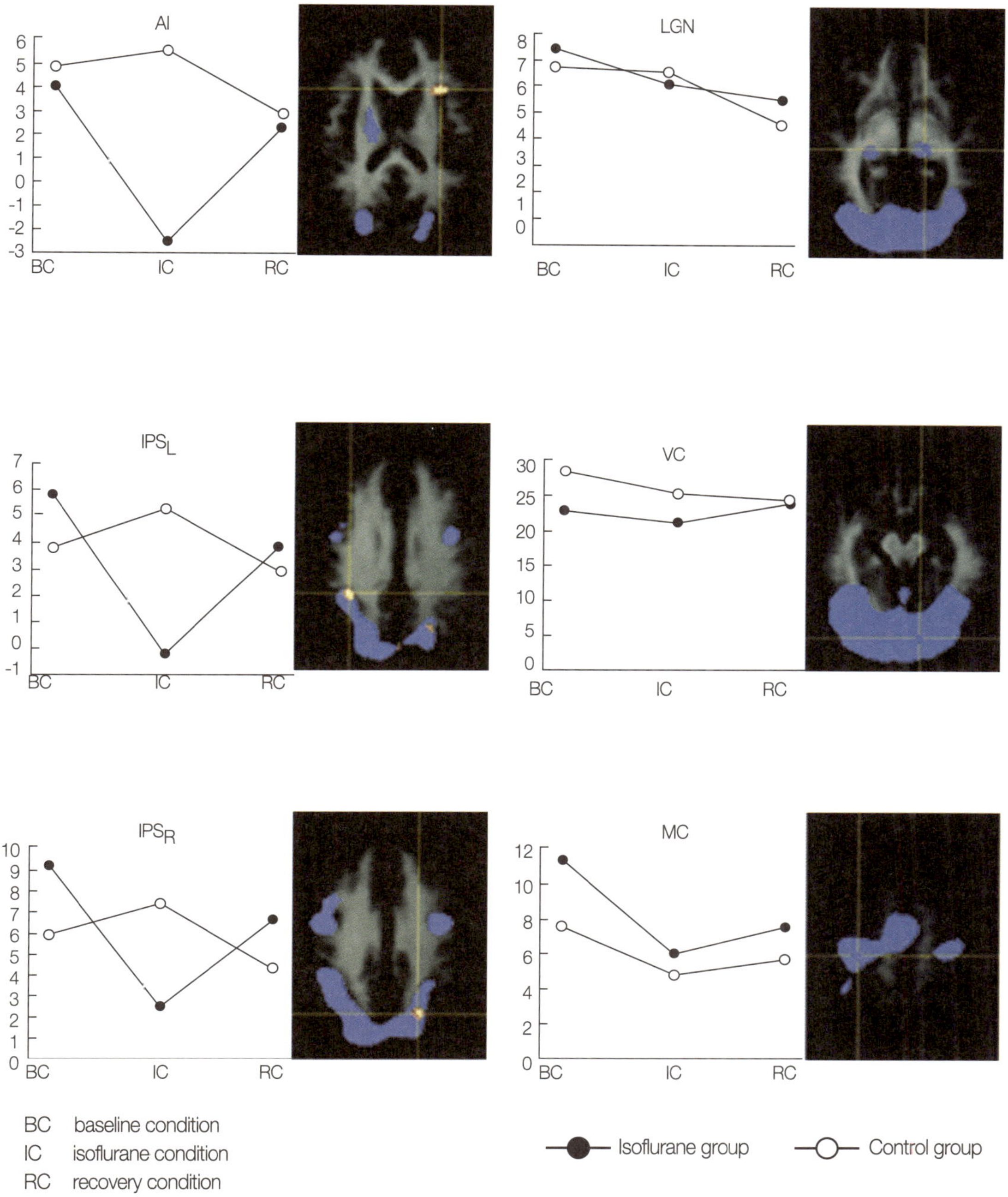

그림 10-4 자원자들을 대상으로 시각추적(visual search) 과제를 수행하는 도중 isoflurane 0.42% 농도를 흡입하게 하였을 때 관심영역들에 대한 BOLD 분석의 예. LGN, VC, MC 영역들은 변화가 없으나, AI, IPS$_L$, IPS$_R$ 영역들은 신호의 감소를 보여주었다(약자의 의미와 결과에 대한 해석은 본문 참조).

intraparietal sulcus; ISL right intraparietal sulcus; ISR)은 활성이 억제되는 결과를 보여주었는데, 이들은 시공간 자극에 대해 주의(attention)를 기울이는 과정에서 활성화되거나 시각 자극을 이해하고자 할 때 작업기업(working memory)의 기능을 담당하는 곳이다. 이 연구의 강점은 동시에 행동 검사를 시행한 점인데, 인지 반응에 걸리는 시간이나 오판의 횟수를 측정함으로써 연구 결과를 보다 신빙성 있게 판단할 수 있도록 하였다. 이 연구를 통해 의식은 아직 있지만, 시각 자극에 주의를 기울이고 인식하고자 하는 기능들이 먼저 선택적으로 억제됨을 알 수 있었다.

CHAPTER 11

마취 중 각성의 문제를 통해 본 마취 깊이 감시법의 현황 고찰

수술 중 각성[intraoperative awareness, 수술 중의 사건을 기억한다는 것으로서 이는 어떠 이유로 의식이 작용하고 있으면서 외현성 기억, explicit memory도 형성하게 된 상태로 정의할 수 있다]을 경험하고, 심각한 심리적 외상을 호소하는 사례들이 보고되는 가하면, 최근 대규모 임상 연구들이 시행된 결과 수술중 발생한 다양한 정도의 기억들을 모두 합하여 일천 명당 1-2명의 빈도로 발생한다는 것이 알려지게 되었다.

이 문제에 대한 설명을 위해 현재 신경학적으로 의식을 설명하는 주요 이론을 먼저 언급할 필요가 있다. 의식이 있다는 것은 어떤 사람이 alertness[신경계의 기본적 활성화에 해당하는 상태, 적절한 번역어를 발견하지 못하여 영어로 표기함. arousal 과 혼용되어 씀.]와 의식의 내용인 여러 감각에 대한 주의집중과 인식을 할 수 있는 상태라는 의미로서의 awareness, 나아가 사건에 대한 외현적 기억으로 저장하는 과정까지의 3단계 과정이 이루어진 것이라고 볼 수 있다(Mashour,2011). 혹은 awareness 과정 속에 기억 과정을 포함시켜 2단계 과정으로 얘기하기도 한다(그림 11-1). 그렇다면 마취 중 어떤 환자가 경험하게 되는 각성의 문제는 충분한 의식 소실이 유지되는 마취 상태에서라면 일어날 수 없는 현상이지만, 어떤 이유로 인해 마취 깊이가 유지되지 못했을 때 위에 언급된 세 단계를 거쳐서 발생했다고 보는 것이 자연스럽다고 생각된다.

신경계 질환 상태 중 식물인간 상태(vegetative state)는 눈을 깜빡거리는 등 arousal 소견은 보이나, 그 이상의 대뇌피질 수준의 고차원적 기능은 없는 것으로 보는 상태로서 이 경우에서도 물론 주변 자극에 대한 각성(awareness)은 없다고 볼 수 있다.

이와 같은 접근으로 마취 상태를 생각해본다면 어떤 상태일까? arousal이 없는 상태인 동시에 awareness와 기억 기능도 떨어져 있는 상태라고 볼 수 있다.

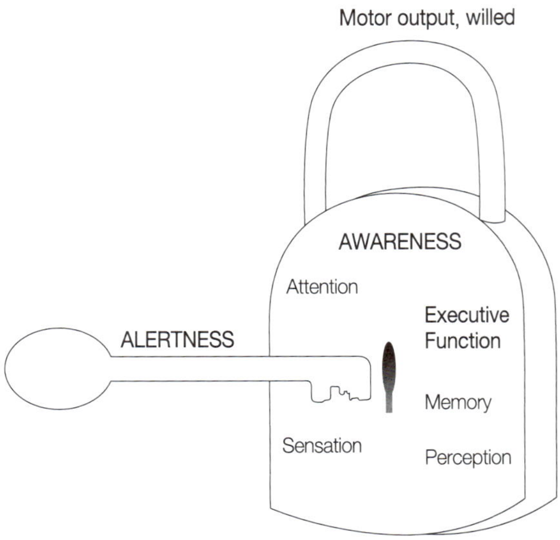

그림 11-1 현대 신경학에서 일반적으로 받아들여지는 alertness(혹은 arousal)에 이은 awareness 과정에 의해 의식(consciousness)이 생겨나는 과정에 대한 모식도. awareness 기능이 피질하 부위에서 기시되어, 피질하-피질 간의 상호작용에 의해 awareness가 생겨난다고 보고 있다. 그림의 상단부의 고리모양은 의지적 운동 기능이 결과로 나타난다고 표시이다.

그렇다면 이런 정상적인 마취 상태와는 반대라고 할 수 있는 수술 중 각성의 문제는 어떻게 해서 발생하는 것일까? 위험인자로 지적되는 상황은 다음과 같다. 환자가 심장 질환이나 응급 수술을 받아야 되는 상황에서 혈압 불안정 같은 문제가 있을 때, 마취제를 충분히 투여하지 못하는 경우가 있을 수 있고, 산모의 제왕 절개 수술 중 태아나 출산 후 자궁 수축을 고려하여 마취제 양을 줄인 상태에서 가능성이 더 높아진다는 보고가 나와 있다. 또 정맥 마취제 중 마약성 진통제를 수술 도중 병용 투여하는 경우가 많아지면서, 흡입마취제 농도를 줄여서 투여하는 경우에도 위험성이 증가한다는 보고가 있다. 그러므로 주 마취제를 충분히 투여하지 못하는 상황에서라도 어느정도의 적절한 수준은 유지될 수 있게 투여하면 될 것이다. 이 적절한 수준은 의식이 소실되는 농도라면 적당할 것이나, 이때 유념할 점은(대부분의 의학 분야의 문제점에서 동일하게 거론되는 것처럼) 사람간의 변이, 여러 약동, 약력학적인 상호작용 인자들로 인해 그 농도를 명확히 정할 수 없다는 점이다.

그렇다면 마취 효과 중 의식 수준을 나타내줄 수 있는 감시 지표가 있다면, 그것이 각 개인별 혹은 여러 상황별 변화를 보여주고 투여량의 지표가 될 수 있을 것이다. 이를 위해 이미 BIS, Entropy, CSI(cerebral state index) 같은 자연 뇌파를 적절히 조작, 처리한 후 수치화된 지표를 제시하는 장비나, 청각 같은 감각 자극을 외부에서 제공하고, 뇌에 전달되고 처리되는 과정에 대한 유발전위 뇌파에 대해 잠복기나 파고의 변화 정도를 보여주고 이를 통해 마취 깊이를 판단하도록 도와주는 감시장비들이 개발되어 있다. 물론 임상적 징후에 기출한 수많은 다른 지표들이 마취의 깊이를 나타내는 지표로 사용되어 왔고 현재도 사용되고 있지만[예를 들어 혈압, 심박수, 하부식도 수축력, 심박수 변이도 등](Woodbridge,1957, Kaul,2002), 정확성에 있어서 뇌파를 기반으로 한 감시법들이 가장 주목을 받고 있다.

EEG는 대뇌피질층의 시냅스 활동의 결과로 나오는 신호로 생각하고 있으며, 이는 의식이나 기억 같은 기능의 변화를 직접 혹은 간접적으로 나타내고 있다고 생각하고 있다(Antkowiak,2002, Voss,2007). 따라서 의식이나 기억이 소실되는 과정의 마취효과를 감시할 수 있는 가능성이 있다고 생각하여 위에 열거한 여러 장비들이 개발되었고, 이들을 이용한 연구들이 다양하게 이루어지고 있다. 그 중 전향적으로 수술 중 각성의 빈도를 조사한 연구들에서는 완전한 예방까지는 아니어도 상당히 빈도를 줄일 수 있다는 결론을 내리고 있다(Myles,2004, Mashour,2011). 그 외 수술 도중 마취제 사용량을 줄일 수 있었다든지, 수술 종료 후 마취회복에 걸리는 시간이 줄었다는 보고도 있다. 최근 수술 후 고령자 군에서 수술 후 마취와 연관하여 인지능이 저하되었다는 보고가 있었는데, 아직 그에 대한 반복적인 유사 연구도 없고, 다만 실험실 수준에서 일부 신경 독성 가능성이 있다는 연구결과가 나오는 상태임을 감안한다면, 이 장비를 활용한 군과 활용하지 않은 군 간에 마취제에 노출된 정도와 인지능 변화 정도를 함께 비교해보는 것도 한 가지 흥미로운 연구주제가 될 수 있을 것이라 생각해본다.

그러나 의식 혹은 의식 소실의 기전은 아직 전체적인 윤곽이 알려지지 않았으므로, 뇌파 기반의 감시법들 역시 의식을 감시하는 한 대치물(proxy measure)이라는 것, 따라서 각 개인에 있어서 의식이 어느 수준에 있다거나 혹은 유해 자극에 대해 어떤 반응을 할 것이라고 예측하는 것에는 많은 주의가 따른다는 것을 알아야 한다. 이를 좀 더 일반적으로 얘기하자면, 대부분의 의학적 문제에 대해 평가하는 도구들이 정확히 그 문제점의 원인이 되는 부분을 평가하는 경우는 드물기 때문에, 모든 개인에게 적용되게 일괄적으로 어떤 결론을 내리기 힘들다고 보아야 한다. 따라서 한 진단 기법의 정확성에 대해 이야기할 때, 두 가지를 고려해볼 수 있을 것이다. 즉 어떤 도구이든지 임상 적용 후 그 정확성을 평가하여 보고 유용성에 대해 가늠해야 한다는 것과 각 연구 내에서도, 예기치 않은 결과들을 하나 하나 분석하고 도구의 한계점을 파악하고 있어야 한다는 것이다. 그리고 이 한계점들을 통해 의식 저하와 관련한 마취제의 기전에 대해 생각해볼 점들이 생기게 된다.

이런 점에서 Voss와 Sleigh(2007)는 EEG 기반의 여러 감시법들에서 공통적으로 주의할 점들을 이론과 함께 정리하였다. BIS를 대표적으로 분석한 논문에서, 그 값이 매우 낮으면 확실한 무의식, 100 가까운 값에선 확실한 의식 상태를 나타내주고 있었으나, 의식 소실의 분기점으로 볼 수 있는 '60' 값의 전후에서 매우 불확실성이 높았다. 특히 이 논문에서는 BIS 수치와, 의식 상태 그리고 원(raw) EEG 세 가지 자료를 비교하면서 분석하였는데, 60 미만의 값을 보이나의식이 명료한 경우들이 상당수 있었고, 이 때 원 EEG 상으론 낮은 진폭과 고주파를 보이는 전형적인 각성 상태로 판정해야 하는 것을 알 수 있었다. 따라서 BIS의 내부 알고리듬상 낮은 진폭을 인지하지 못하고 burst suppression으로 판단하는 식으로 오작동한 것으로 보였다. 또 60 이상의 값을 보이나 무의식인 환자들도 있었는데, 이들은 또한 EEG 상 각성 상태인 것으로 나타났다. 이런 경우는 opioid를 사용한 총정맥 마취나, N_2O, ketamine 마취상태에서 나타날 수 있었고, 따라서 마취의 기전으로서 피질 상태가 각성 상태인 듯해도 피질하 수준에서의 무의식이 일어날 수 있다는 증거를 제시해주고 있다. 또 마취 상태에서 얻은 자료는 아니었지만, BIS 60 이하를 보이면서 각성 상태를 보이는 환자 중에 EEG로는 수면상태(asleep) 처럼 보이는 경우들도 있었는데, 간질 후 상태나 알쯔하이머병, 정신 분열병 상태 같은 환자들에서 델타파가 저명하게 보이면서도 각성은 유지되는 경우들이었다.

위의 서술된 내용을 볼 때, 마취기전과 관련하여 EEG 혹은 BIS 법 등 전반에 대한 주요 한계점을 하나 얘기할 수 있는데, 그것은 EEG 기반의 방법들 자체만으론 의식변화 같은 마취효과를 나름의 제한된 시각으로 밖에 볼 수 없다는 것이다. 따라서 마취기전 요구와 관련하여 좀 더 일반적인 관점에서 얘기하자면, 여러 방법들을 종합적으로 기전 연구에 활용해야 할것이라는 사실이다.

| 맺는 말 |

마취제의 기전에 대한 연구는 초창기 Meyer-Overton의 가설이 나왔을 때 다른 여러 가지 가능성을 생각하지 못하고 지방에 녹아든 마취제가 모든 효과의 원인이라고 생각하던 수준에서 많은 변천을 겪어 왔다. 현재에는 보다 구체적인 분자수준에서의 지방에 대한 작용 가능성 및 많은 종류의 단백질이 표적으로 의심되는 수준에 이르렀고, 연구방법상으로도 다양한 방법들이 개발되어 있다. 이렇게 축적된 여러 결과들을 통합적으로 이용하는 가운데, 각 방법의 한계점들을 극복해내고 보다 정확한 기전을 알아내는 때가 올 수 있지 않을까 하는 기대를 가져본다. 그러나 현재로서는 본 저서에서 보듯이 각 장마다 명확한 이해에 미치지 못하는 한계가 있었고, 또 장들간의 내용도 일관성 있게 연결되지 못하는 것을 볼 수 있었을 것이다. 그것은 아직 기전 연구가 충분히 정리되지 않은데 기인한것이라고 생각된다. 따라서 기전 연구에 관한 문헌들을 읽을 때는 비판적인 시각을 잃지 말고 섣부른 결론도 내려서는 안될 것이라는 조언을 드리고 싶다.

정맥마취제의 경우 특이 수용체들이 상당히 밝혀진 추세이지만, 휘발성 마취제들은 매우 많은 표적물질[지방, 단백]이 관여하는 것으로 생각되고, 약물-표적 작용도 연구하기에 어려운 특징들이 많아 분자수준의 기전 연구가 어려운 상황이다. 또 더욱 어렵게 하는 이유로서는 마취제마다 분자수준의 효과에 있어서 다른 스펙트럼들을 갖고 있다는 점이다. 결국 이런 상황은 미세 기전에서 마취 효과로의 연결을 짓고자 하는 노력에서 한계점들로 작용하여 왔다. 그러나 이처럼 여러 약제간의 차이가 있음에도 동일한 마취효과를 보일 수 있는 기전으로 시냅스 수준의 전도과정에 대한 연구가 해결의 열쇠가 될 수 있을지(Kelz, 2010) 검토할 필요가 있다는 주장이 제기되고 있다.

뇌 전체를 대상으로 하는 기능적 뇌영상법의 발전이 마취 기전 연구에 접목되어 이제는 거시적 측면에서 접근해가는 것이 가능해지고 있다. 또 이런 마취기전에서의 연구 결과들이 반대로 뇌과학 분야의 발전에 도움이 될 만한 지식을 발견할 수 있으리란 기대도 커지고 있다. 미래에는 시간적 해상도면에서 즉각적이라고 할 수 있는 뇌전도(electroencephalography)나 자기뇌전도(magnetoencephalography)를 fMRI와 함께 시행하는 방법을 활용한 연구들이 시행될 전망이다. 이를 통해 시간 순서에 따른 변화를 예민하게 관찰하면서, 동시에 뇌의 기능적 활성화 부위를 관찰할 수 있게 됨으로써, 의식변화의 '회로도' 에 대해 보다 정확한 기전 연구가 가능할 수 있을지 모른다(Heinke, 2002, Purdon, 2009).

여러 기전 연구의 결실로 마취효과만을 선택적으로 가지면서, 부작용은 없는 약제들이 과연 개발될 수 있을 것인가? 현재의 마취제들은 심폐계 부작용이 강하여 마취효과에만 선택적인 새로운 마취제의 개발이 절실한 상황이다. 그간 새로운 마취제들이 개발되어온 역사를 보면, 마취제의 부작용 중 인화성이나 신독성, 간독성 같은 부작용이 발견되는 경우 그 약제의 사용을 중단하고 다른 구조의 마취제를 개발하거나, 혈액/가스 분배계수를 향상 시켜 빠른 마취 유도와 회복을 보일 수 있는 약제를 개발하는 식이었고, 마취 효과의 기전이나 심폐계 부작용 같은 원치 않는 효과에 대한 기전적 지식을 바탕으로 선택적 마취 효과만을 얻을 수 있는 접근은 사실 거의 시도되지 않았다(Kelz, 2008). 이를 위해 Eckenhoff 등은 여러 표적 단백에서 마취제들과 공통적으로 결합하는 부위를 찾는 연구를 계속해오고 있다 (Vedula, 2009). 또 이런 연구와 함께 호흡 신경중추나 심혈관 기능과 관련한 미세 기전에 대한 연구도 필요할 듯한데, 아직 이런 연구는 별로 없는 듯 하다. 이런 미진한 분야의 연구가 조속히 시행됨으로써 안전하면서도 마취효과만 선택적으로 발휘할 수 있는 약제가 개발될 수 있을 것이다.

기전연구에 있어서 결정적인 연구 성과는 아직 없지만, 이런 와중에도 뇌파에 기반한 마취깊이 감시 장치가 도입되어 몇 가지 긍정적인 결과가 얻어지고 있다. 즉 수술 중 마취 깊이가 상대적으로 부족하여 각성이 생기는 빈도가 이 감시 장치 사용 이후 많이 줄었다는 보고라든가 마취제의 사용량, 마취 회복에 걸리는 시간이 감소하였다는 보고들이 그것이다. 계속적인 연구에 힘입어 보다 특이적이고 혁신적인 감시장비가 개발되기를 기대해본다.

References

1. Alkire MT, Haier RJ, Barker SJ, et al: Cerebral metabolism during propofol anesthesia in humans studied with positron emission tomography. Anesthesiology 82: 393-403, 1995.
2. Alkire MT, Haier RJ, Shah NK, Anderson CT: Positron emission tomography study of regional cerebral metabolism in humans during isoflurane anesthesia. Anesthesiology 86: 549-57, 1997.
3. Alkire MT, Pomfrett CJ, Haier RJ, et al: Functional brain imaging during halothane anesthesia in humans: effects of halothane on global and regional cerebral glucose metabolism. Anesthesiology 90: 701-9, 1999.
4. Alkire MT, Haier RJ, Fallon JH: Toward a unified theory of narcosis: Brain imaging evidence for a thalamocortical switch as the neurophysiologic basis of anesthetic-induced unconsciousness. Conscious Cogn 9: 370-86, 2000.
5. Angel A: Central neuronal pathways and the process of anesthesia. Br J Anaesth 71: 148-63, 1993.
6. Angel A: Thalamus. In Antognini JE(ed): Neural mechanisms of anesthesia. Humana Press, 2002, pp 125-47.
7. Antkowiak B: In vitro networks:cortical mechanisms of anaesthetic action. Br J Anaesth 89: 102-11, 2002.
8. Antognini JF, Carstens E, Tabo E, Buzin V: Effect of differential delivery of isoflurane to head and torso on lumbar dorsal horn cell activity. Anesthesiology 88:1055-61, 1998.
9. Antognini JF, Carstens E: Increasing isoflurane from 0.9 to 1.1 minimum alveolar concentration minimally affects dorsal horn cell responses to noxious stimulation. Anesthesiology 90:208-14, 1999.
10. Antognini JF, Carstens E: In vivo characterization of clinical anaesthesia and its components. Br J Anaesth 89: 155-66, 2002.
11. Antognini JF: Preface. In Antognini JF, Carstens E, Raines DE(ed): Neural mechanisms of anesthesia. Humana Press, 2002.
12. Cantor RS: The lateral pressure profile in membranes: a physical mechanism of general anesthesia. Biochemistry 36: 2339-44, 1997.
13. Chortkoff BS, Eger EI 2nd, Crankshaw DP, et al: Concentrations of desflurane and propofol that suppress response to command in humans. Anesth Analg 81: 737-43, 1995.

14. Collins JG, Kendig JJ, Mason P: Anesthetic actions within the spinal cord: contributions to the state of general anesthesia. Trends Neurosci 18: 549-53, 1995.

15. Eckenhoff MF, Eckenhoff RG: Quantitative autoradiography of halothane binding in rat brain. J Pharmacol Exp Ther 285: 371-6, 1998.

16. Eckenhoff RG, Johansson JS: On the relevance of "clinically relevant concentrations" of inhaled anesthetics in In Vitro experiments. Anesthesiology 91: 856-60, 1999.

17. Eckenhoff RG: Promiscuous ligands and attractive cavities. Molecular interventions 1: 258-68, 2001.

18. Fiset P, Paus T, Daloze T, et al: Brain mechanisms of propofol induced loss of consciousness in humans: a positron emission tomographic study. J neurosc 19: 5506-13, 1999.

19. Franks NP, Lieb WR: Do general anaesthetics act by competitive binding to specific receptors? Nature 310: 599-601, 1984.

20. Grasshoff C, Rudolph U, Antkowiak B: Molecular and systemic mechanisms of general anesthesia: the 'multi-site and multiple mechanisms' concept. Curr Opinion in Anesthesiology 18: 386-91, 2005.

21. Gyulai FE, Mintum MA, Firestone LL: Dose-dependent enhancement of in vivo GABA(A)-benzodiazepine receptor binding by isoflurane. Anesthesiology 95: 585-93, 2001.

22. Harrison NL: General anesthetics: mechanisms of action. In Hemmings HC, Hopkins PM(ed): Foundations of Anesthesia 2e. Mosby, 2005, pp 287-94.

23. Heinke W, Schwarzbauer C: In vivo imaging of anaesthetic action in humans: approaches with positron emission tomography(PET) and functional magnetic resonance imaging(fMRI). Br J Anaesth 89:112-22, 2002.

24. Heinke W, Schwarzbauer C: Subanesthetic isoflurane affects task-induced brain activation in a highly specific manner. Anesthesiology 94: 973-81, 2001.

25. Hudetz AG: Suppressing consciousness-Mechanisms of general anesthesia. Semin Anesth 25:196-204, 2006.

26. Hudetz AG, Vizuete JA, Imas OA: Desflurane selectively suppresses long-latency cortical neuronal response to flash in the rat. Anesthesiology 111: 231-9, 2009.

27. Ishizawa Y: Mechanisms of anesthetic actions and the brain. J Anesth 21: 187-99, 2007.

28. Gyulai F, Firestone L: Cerebral mechanisms of analgesia and anesthesia in humans elucidated by in vivo brain imaging. In Antognini JF, Carstens E, Raines DE(ed): Neural

mechanisms of anesthesia. Humana Press, 2002, pp 113-23.

29. Jacobson GM, Voss LJ, Melin SM, Cursons RTM, Sleigh JW: The role of connexin36 gap junctions in modulating the hypnotic effects of isoflurane and propofol in mice. Anaesthesia 66: 361-7, 2011.

30. Jinks SL, Martin JT, Carstens E, et al: Peri-MAC depression of a nociceptive withdrawal reflex is accompanied by reduced dorsal horn activity with halothane but not isoflurane. Anesthesiology 98; 1128-38, 2003.

31. Kaul HL, Bharti N: Monitoring depth of anaesthesia. Indian J Anaesth 46: 323-32, 2002.

32. Kelz MB, Yang J, Eckenhoff RG: Mechanisms of general anesthetic action. In Longnecker DE(ed): Anesthesiology. Mcgraw Hill, 2008, pp 718-38.

33. Kelz MB, Mashour GA, Abel TG, Maze M: Sleep, memory, consciousness. In Miller RD(ed): Anesthesia 7e. Churchill Livingstone, 2010, pp 237-59.

34. King BS, Rampil IJ: Anesthetic depression of spinal motor neurons may contribute to lack of movement in response to noxious stimuli. Anesthesiology 81: 1484-92, 1994.

35. Lee U, Mashour GA, Kim S, Noh GJ, Choi BM: Propofol induction reduces the capacity for neural information integration: implications for the mechanism of consciousness and general anesthesia. Conscious Cogn 18: 56-64, 2009.

36. Lee U, Muller M, Noh GJ, Choi B, Mashour GA: Dissociable network properties of anesthetic state transitions. Anesthesiology 114: 872-81, 2011.

37. Lugli AK, Yost CS, Kindler CH: Anaesthetic mechanisms: update on the challenge of unravelling the mystery of anaesthesia. Eur J Anaesthesiol 26:806-20, 2009.

38. Mashour GA: Consciousness unbound-Toward a paradigm of general anesthesia. Anesthesiology 100:428-33, 2004.

39. Mashour GA: Integrating the science of consciousness and anesthesia. Anesth Analg 103:975-982, 2006.

40. Mashour GA, Orser BA, Avidan MS: Intraoperative awareness-from neurobiology to clinical practice. Anesthesiology 114: 1218-33, 2011.

41. Menon DK: Mapping the anatomy of unconsciousness-imaging anaesthetic action in the brain. Br J Anaesth 86: 607-10, 2001.

42. Mihic SJ, Ye Q Wick MJ, et al: Sites of alcohol and volatile anaesthetic action on GABA(A) and glycine receptors. Nature 389: 385-9, 1997

43. Myles PS, Leslie K, McNeil J, et al: Bispectral index monitoring to prevent awareness

during anaesthesia:the B-Aware randomized controlled trial. Lancet 363: 1757-63, 2004.

44. Nash HA, Scott RL, Lear BC, et al: An unusual cation channel mediates photic control of locomotion in Drosophila. Curr Biol 12: 2152-8, 2002.

45. Perouansky M, Pearce RA, Hemmings Jr HC: Inhaled anesthetics-mechanisms of action. In Miller RD(ed): Anesthesia 7e. Churchill Livingstone, 2010, pp 515-538.

46. Prys-Roberts CC: Anesthesia:A practical or impossible construct? Br J Anaesth 59: 1341-45, 1987.

47. Purdon PL, Pierce ET, Bonmassar G, et al: Simultaneous electroencephalography and functional magnetic resonance imaging of general anesthesia. Ann N Y Acad Sci 1157:61-70, 2009.

48. Rampil IJ, Laster MJ: No correlation between quantitative electroencephalographic measurements and movement response to noxious stimuli during isoflurane anesthesia in rats. Anesthesiology 77:920-5, 1992 Roger T: Anaesthesia-a modern concept. Anestezjologia i Ratownictwo 3: 13-9, 2009

49. Rosner BS, Clar DL: Neurophysiologic effects of general anesthetics. Part 2: Sequential regional actions in the brain. Anesthesiology 39: 59-81, 1973.

50. Sandberg W, Miller KW: The Meyer-Overton relationship and its exceptions. In Antognini JE(ed): Neural mechanisms of anesthesia. Humana Press, 2002, pp 371-94.

51. Sedensky MM, Siefker JM, Koh JY, et al: A stomatin and a degenerin interact in lipid rafts of the nervous system of Caenorhabditis elegans. Am J Physiol Cell Physiol 287: C468-C474, 2004.

52. Sonner JM, Antognini JF, Dutton RC et als: Inhaled anethetics and immobility: mechanisms, mysteries, and minimum alveolar anesthetic concentration. Anesth Analg 97: 78-40, 2003.

53. Sparks DL, Corssen G, Aizenman B, Black J: Further studies of the neural mechanisms of ketamine-induced anesthesia in the rhesus monkey. Anesth Analg 54: 189-95, 1975.

54. Tononi G: An information integration theory of consciousness. BMC Neurosci 5: 42, 2004.

55. Urban BW: Editorial: Molecular and basic mechanisms of anaesthesia. Br J Anaesth 89: 1-2, 2002.

56. Urban BW, Bleckwenn M: Concepts and correlations relevant to general anaesthesia. Br J Anaesth 89: 3016, 2002.

57. Urban BW: The site of anesthetic action. Handbook of Experimental Pharmacology 182:

3-29, 2008.

58. Vahle-Hinz C, Detch O: What can in vivo electrophysiology in animal models tell us about mechanisms of anaesthesia? Br J Anaesth 89: 123-42, 2002

59. Vedula LS, Brannigan G, Economou NG, Eckenhoff RG, et al: A unitary anesthetic binding site at high resolution. J Biol Chem 284: 24176-84, 2009.

60. Velly LJ, Rey MF, Bruder NJ, et al: Differential dynamic actio on cortical and subcortical structures of anesthetic agents during induction of anesthesia. Anesthesiology 107: 202-12, 2007.

61. Voss L, Sleigh J: Monitoring consciousness: the current status of EEG-based depth of anaesthesia monitors. Best Pract Res Clin Anaesthesiol 21: 313-25, 2007.

62. Wentlandt K, Samoilova M, Carlen PL, El Beheiry H: Central nervous system electrical synapses as likely targets for intravenous general anesthetics. Anesth Analg 102: 1692-8, 2006.

63. Wong CS: What's the matter of depth of anesthesia? Acta Anaesthesiol Sin 39: 1-2, 2001.

64. Woodbridge PD: Changing concepts concerning depth of anesthesia. Anesthesiology 18: 536-50, 1957.

65. Zurita P, Villa AE, de Ribaupierre Y, de Ribaupierre F, Rouiller EM: Changes of single unit activity in the cat's auditory thalamus and cortex associated to different anesthetic conditions. Neurosci Res 19: 303-16, 1994.